UNITÉ MÉDICALE

par

J^H FLEURY

DOCTEUR MÉDECIN,
CHIRURGIEN PRINCIPAL DE LA MARINE EN RETRAITE,
EX-CHEF DU SERVICE DE SANTÉ
AUX ILES SAINT-PIERRE ET MIQUELON, OFFICIER DE LA LÉGION D'HONNEUR,
CORRESPONDANT DE PLUSIEURS SOCIÉTÉS DE MÉDECINE NATIONALES
ET ÉTRANGÈRES, ETC. ETC.

TOULON
TYPOGRAPHIE ET LITHOGRAPHIE F. ROBERT,
Boulevard de Strasbourg, 56.

1872

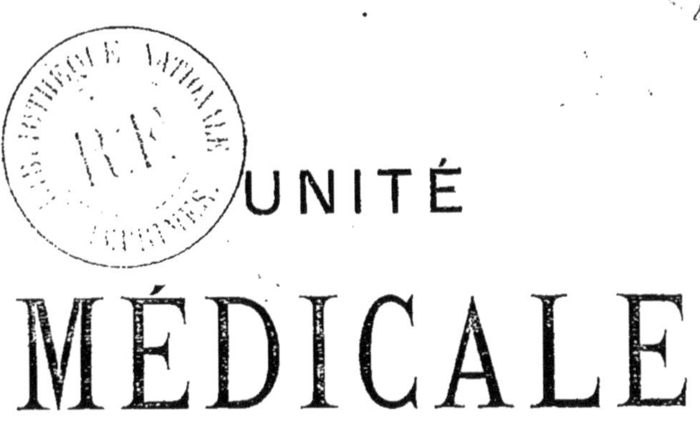

UNITÉ MÉDICALE

par

Jh FLEURY

DOCTEUR MÉDECIN,
CHIRURGIEN PRINCIPAL DE LA MARINE EN RETRAITE,
EX-CHEF DU SERVICE DE SANTÉ
AUX ILES SAINT-PIERRE ET MIQUELON, OFFICIER DE LA LÉGION D'HONNEUR,
CORRESPONDANT DE PLUSIEURS SOCIÉTÉS DE MÉDECINE NATIONALES
ET ÉTRANGÈRES, ETC. ETC.

TOULON
TYPOGRAPHIE ET LITHOGRAPHIE F. ROBERT,
Boulevard de Strasbourg, 56.

1872

A MES AMIS.

A MM. LES OFFICIERS DE MARINE

Avec lesquels j'eus l'honneur et le plaisir de naviguer.

SUITE DE NOS CAUSERIES

ÉNUMÉRATION DE QUELQUES OBSERVATIONS ET EXPÉRIENCES
FAITES A SAINT-PIERRE ET MIQUELON.

Jh FLEURY, Dr méd.

UNITÉ MÉDICALE

PREMIÈRE SECTION

Intelligence humaine.

Avons nous bien le droit de nous targuer d'être supérieurs à tous les êtres de la terre, à cause de notre intelligence?....

Échelle du progrès, des sciences.

Sans doute, l'exercice de cette faculté a produit les plus belles connaissances humaines qui furent l'admiration de tous les siècles : Hippocrate, Platon, Galien, Bacon, Newton, d'Alembert, Barthez et tant d'autres grands hommes, n'ont-ils pas imprimé aux sciences le cachet de la raison supérieure qui les animait? Nous avons *un peu* profité de leurs leçons et naturellement nos descendants profiteront des nôtres. Ainsi va le monde! Nos petits enfants grimpant sur nos épaules, voient naturellement plus loin que nous; c'est de cette façon, ce me semble, qu'il faut comprendre l'échelle du *progrès;* nos pères ne nous ont pas marchandé leurs connaissances et nos enfants devenus pères, nous imiteront, n'est-ce pas très-naturel? Ne soyons donc pas surpris de leur supériorité en fait de sciences, leur horizon est plus étendu que le nôtre. La science a des limites qui nous sont inconnues et que nul ne peut prévoir.

Un mot du professeur Chaptal.

L'étude des grands principes, disait le professeur Chaptal, agrandit l'âme, repose l'esprit, alimente le génie et nous fait avaler, pour ainsi dire, la science d'un seul trait. N'est-ce pas elle qui, développant l'esprit du médecin, élève son jugement et sa pratique au-dessus de l'empirisme? Ne le rend-elle pas, en quelque sorte, digne de la flatteuse qualification suivante qui lui fût décernée par Hippocrate *« iétros gar philosophos issothéos. »*

Histoire de la chirurgie.

Dans son principe la chirurgie (1) fût abandonnée à des mains aussi inhabiles que mercenaires, à des hommes incapables de comprendre les dogmes de la philosophie médicale. Les Arabes réduisirent leurs connaissances à l'aveugle application d'emplâtres et de machines, plus ou moins barbares; enfin, la chirurgie ne paraissait même pas mériter l'attention des hommes de génie. Cependant, vers le XIVe siècle, l'école de Montpellier donna à cette science une puissante impulsion et l'immortel Guy-de-Chauliac protestait éloquemment contre le grossier empirisme des hommes de son temps; ses leçons étaient brillantes et déjà il préludait à la composition de son grand ouvrage qui, pendant plusieurs siècles fût le guide des praticiens du moyen-âge. Bordeu disait en parlant de Guy-de-Chauliac « nous n'en retrouverons jamais qui aient valu un Guy-de-Chauliac. » Il a en effet, ce grand médecin, la gloire d'avoir relevé la chirurgie si injustement méprisée alors !

Ne nous fions pas à ces théories (Richerand) qui semblent s'insurger contre toute raison humaine? N'oublions pas que l'étude habituelle des détails dessèche les

(1) Partie de l'art de guérir, s'occupant des maladies externes, de leur traitement et des procédés servant à la cure de ces maladies. La chirurgie et la médecine interne, constituent bien l'unité médicale.

facultés morales, éteint l'imagination, fatigue la mémoire et suffoque le génie : ayant subi vingt-cinq ou trente concours d'anatomie graphique et de physiologie, etc., nous avons pu constater le fait ci-dessus indiqué, et feu le professeur Lau*** de Toulon, nous le redisait souvent dans ses admirables leçons d'anatomie physiologique.

Vitalisme. Disjonction de la médecine et de la chirurgie. Spécialités. Localisations.

L'école de Montpellier, je le déclare hautement, nous a donné de l'enthousiasme et même de l'amour pour ses dogmes ; voyons donc la chirurgie au point de vue du vitalisme d'Hippocrate, vitalisme qui fût si maladroitement baffoué. Ne faisons plus de la chirurgie une science à part de la médecine, elle qui ne peut pas être plus scindée, que la vie *une* et *indivisible* quoi qu'en ait dit l'immortel Bichat. Non, ce n'est point à l'école de Montpellier que l'on prêcha la scandaleuse séparation de la médecine d'avec la chirurgie et cette irrationelle disjonction n'a pu naître *qu'ailleurs*, là où le *consensus unus* fut longtemps méconnu Ce n'est point de Montpellier que viennent les spécialités médicales que nous blâmons cordialement et que Galien rejetait du sanctuaire de la médecine ; quel mal n'ont-elles pas fait : quel mal ne font-elles pas encore ! Combien le public est aveugle en fait de médecine surtout ! Combien la plupart des patients sont crédules !

Chirurgie et localisation morbides. Dogmes de l'unité vitale.

Les maladies chirurgicales sont-elles purement locales ou organiques ? Les plaies, fractures et autres lésions traumatiques, doivent-elles constituer une étude spéciale n'ayant avec la médecine interne que des rapports éloignés et accessoires ? Non .. l'école médicale de Montpellier n'a jamais pu tolérer une manière de voir aussi erronée et qui, un siècle durant, a tant agité nos honorables confrères de Paris. La célèbre et antique école ci-dessus prêche et enseigne à ses nombreux élèves, les dogmes de l'unité vitale, toujours solidement appuyée sur les perpétuelles doctrines des Hyppocrate et Galien ; le grand Delpech qui a si bien illustré l'école, n'a-t-il pas proclamé cette unité vitale : il avait bien admis des divisions, mais conventionnelles et seulement pour faciliter nos études. Il y a *beau temps* que les jeunes médecins n'ont plus besoin d'être barbiers pour obtenir leur diplôme de docteur en médecine : cette condition n'était-elle pas de la dernière absurdité et même révoltante au superlatif?

Exemple : fracture, syphilis, cancer, cataracte, etc.

Dans une fracture, par exemple, le médecin doit-il limiter son examen à la partie blessée? Le blessé n'est-il pas atteint dans son tout? Nous en disons autant des lésions organiques où le médecin doit s'enquérir soigneusement du dynamisme vivant.

Le cancer, les scrophules, la syphilis et autres maladies organiques et vitales, ont-elles un siége? Si oui, où donc est-il, sinon partout? L'antique vitalisme ne dirige-t-il pas notre esprit vers les sources d'un grand nombre de lésions réputées chirurgicales? Ce vitalisme ne nous montre-t-il pas que toute lésion spontanée et apparente est un effet et non la cause morbifique? S'agit-il d'une carie par exemple?.. La doctrine de Cos n'en trouve point la source dans les modifications palpables des éléments terreux ou organiques de l'os atteint comme le prétendent nos médecins chimistes et mécaniciens ; le vitalisme nous conduit droit au vice des forces vitales qui constituent la nature et le véritable principe du mal ; ainsi nous reconnaissons en général dans la cataracte, non l'action absolue des rayons solaires, de la blancheur du sol, de la poussière des sables, de l'exercice abusif de la vision, etc., pour nous, cette cataracte est le résultat *ordinaire* de l'influence dynamique d'un âge avancé et souvent de l'hérédité d'affections pathologiques diverses : opérer une cataracte alors qu'on est habile et jeune, ce n'est pas très-difficile, ce qui l'est réellement c'est de reconnaître une *cachexie* qui, non détruite avant l'opération, verra presque sûrement le mal se reproduire et encore si le malade ou patient en était quitte pour l'opération, passe ! Il est de par le monde des praticiens qui, jaloux d'une haute et brillante réputation et d'un gain scandaleux, ont dans ce but opéré, *avec succès,* des cataractes qui n'existèrent jamais. Honte à celui de nos confréres qui aurait commis un pareil crime, mais le tenant pour invraisemblable je n'ai pas cru la chose.

Sensibilité variable comme la puissance de la vie.

Mais, dit-on, certaines lésions physiques telles : un projectile brisant un de nos os, un instrument tranchant et piquant, ou contondant, portent assez visiblement en eux la raison des désordres commis qui suivent leur impulsion ; cela est très-vrai mais à part ces actions vulnérantes sous lesquelles succombent toute résistance du corps, n'observe-t-on pas relativement à leur fréquence, des blessures où la nature et la force de l'agent ne peuvent rendre compte des désordres traumatiques ? Certes, il y a bien en nous une résistance vitale différente aussi chez les divers individus ; cette cause est bien *vitale* ou dynamique car ni la chimie, ni la physique, ni l'anatomie ne peuvent rien nous apprendre à ce sujet. Que n'a-t-on pas dit des lésions congéniales ? (Becs de lièvre, pieds bots, spina bifida, etc.) ; ces lésions seraient dues, pour les uns, à un arrêt de développement, pour les autres, à une aberration du procédé végétatif, etc. Tout cela exprime un fait accompli et non une origine; une circonstance accessoire et non un principe. Pourquoi n'avouerions-nous pas, en cela du moins, notre ignorance?

Diagnose ou diagnostic.

Le diagnostic tient incontestablement le premier rang entre toutes les parties de l'art, il en est l'expression la plus difficile et la plus utile. Nous avons bien vu que la théorie est presque toujours en défaut et que la pratique est même souvent infidèle; c'est malheureusement incontestable.

Maladies locales.
Suivant moi, maladie égale symptôme le plus saillant d'une affection morbide.

Les maladies locales n'existent pas; du moins, cinquante ans d'observation ne me les ont jamais bien montrées, d'où est venu mon septicisme à cet endroit! Les localisations morbides n'existent pas plus en chirurgie qu'en médecine, quoi qu'en aient dit Broussais et tant d'autres. J'admets même qu'une maladie n'est que le symptôme le plus saillant d'une affection morbide qui est cause réelle... (1) Le célèbre réformateur de la médecine française a écrit que, celui qui parmi nous, ne sait pas diriger l'irritabilité de l'estomac, ne saura jamais traiter une maladie. Il résulterait de cette *erreur*, que, pour lui ou d'après sa manière de voir, la gastrite et la gastro-entérite seraient la clef de la pathologie. Quand est-ce donc, a-t-il dit encore, que tous les médecins seront convaincus qu'il n'y a pas de sensation douloureuse en nous qui ne dépende d'une altération appréciable? Prions nos nombreux hypocondriaques de répondre. Je suis du grand nombre de ces médecins qui ne partagent point ces vues évidemment fausses. Quant aux sensations

(1) La fièvre n'est-elle pas un phénomène spontané normal. Les bubons diminuent-ils, l'intensité des maux où sont-ils une source d'intoxication spéciale. Le doute m'est possible.

douloureuses ne dépendant *absolument* que d'une altération appréciable, je nie le fait et prie les malheureux hypocondriaques ou *nosomaniaques* de faire notre réponse.

Hasard et maladies nerveuses.

Les expressions *maladies nerveuses, symptomatiques*, pour nous, ressemblent au mot hasard ; ce sont des voiles de notre ignorance que je voudrais franchement avouer.

Le diagnostic, suivant l'école de Montpellier, nous semble bien plus compliqué et bien plus difficile que celui du physiologisme, du solidisme, etc. ; notre diagnostic n'est complet, suivant nous et notre école, qu'autant que sont examinées, connues, déterminées, la nature des altérations organiques du malade et l'état de son économie entière, telles : prédispositions, diathèses, état des forces ; enfin, la constitution très-variable. Pour moi et beaucoup d'autres, la maladie n'est locale qu'en apparence ; ne serait-il pas, en effet, par trop facile et par trop commode de demander au malade, comme nous le faisions *autrefois*, où souffrez-vous ? « Le malade désignait » la partie qui, étant bien connue, nous ajoutions *ite*. » J'ai mal au genou, écrivez *arthrite*, sur ce : *anthienne* » médicale ; antiphlogistiques.

« Est-ce le mal de Pott ? Nous disions *ostéite* et nous » prescrivions : débilitants (médicaments tendant à di» minuer l'énergie des organes). Diète, antiphlogisti» ques.

« Etait-ce un ulcère à la gorge ? Stomatite ; sangsues » et emolliens, etc., etc., prescription presque invaria» ble. »

Cette médecine là n'était pas difficile à appliquer, elle était bien à la portée de toutes les intelligences et *quasi* de toutes les bourses... Un bon diagnostic n'est donc pas aussi simple qu'on pourrait le supposer, ni aussi facile.

Services rendus et acceptés par l'école de Montpellier.

La *moderne Cos,* n'a-t-elle pas accepté, même avec grande reconnaissance, les innombrables secours qu'ont pu rendre à la médecine, toutes les sciences physiques et chimiques? N'a-t-elle pas des premières, attiré l'attention des praticiens sur l'auscultation des tumeurs vasculaires? La découverte des anévrysmes de l'aorte, n'est-elle pas due à feu le professeur Dubreuil? Les préparations et l'administration de l'or, ne sont-elles pas dues au professeur Crestien de Montpellier? etc., etc.

Force médicatrice admise.

L'admission générale de la force médicatrice étant contraire à la plupart des systèmes, ne peut convenir qu'à l'antique doctrine de Cos. Le dogme de la nature médicatrice, fait essentiellement partie de cette doctrine très-philosophique dont l'auteur posa comme axiôme profond. « *Natura curat morbos.* » Dogme sacré pour nous et cependant non encore entièrement reconnu : nos confrères et collègues systématiques, organiciens, mécaniciens, chimistes, etc., ne peuvent l'admettre.

Rappelons-nous souvent cette admirable pensée d'Amb. Paré : *Je l'opérant, Dieu le guarit.* Notons bien qu'avant tout, le médecin doit la placer dans les conditions les plus favorables au développement et à l'accomplissement de ses efforts salutaires et réparateurs. Dans la cure des maladies, ni malades ni médecins n'en tiennent ordinairement compte. La nature et l'art sont respectivement bornés dans leur puissance : ce que la nature ne peut faire seule, le médecin opérant vient à son secours. Mais il est des choses impossibles à l'une et à l'autre : aussi cette nature ne pourra-t-elle jamais redresser un vieux membre tordu : car alors, secs comme des allumettes, nos os ont perdu et perdent tous les jours de leur élasticité. La nature seule, ne pourra non plus jamais remettre en place un os luxé entièrement, ni remplir de chair un ulcère profond, etc.

Il ne suffit pas au médecin opérant de Montpellier de savoir la nature d'une lésion organique et de connaître tous les caractères de celle-ci, pour posséder une diagnostic convenable et en retirer la véritable indication : les prédispositions, la diathèse (1), l'idiosyncrase, la constitution régnante, etc., etc., doivent amplement entrer en ligne de compte ; pour être bien connus et appréciés, il est indispensable de sérieusement et longuement étudier son malade, ne serait-ce que pour ne pas opérer *illico*, s'il n'y a pas urgence manifeste. Pour guérir un individu souffrant il ne suffit pas, par exemple, d'opérer une cataracte, de broyer, de retirer une pierre de la vessie, pour guérir ce malade, faut-il encore le traiter tout *entier*, tarir la carrière productrice des pierres ou calculs, comme je le disais au jury médical, dans un concours de première classe à Toulon ; agir autrement, c'est mal. Vouloir guérir la gravelle sans tarir la source des concrétions, est une leurre. La cystotomie, la lithotricie, suivant les cas, sont opérations *nécessaires*, mais là n'est pas entièrement la très-difficile tâche du médecin.

Une opération sanglante peut être d'une durée courte

(1) Diathèse ou disposition générale morbide en vertu de laquelle un individu est atteint de plusieurs affections locales et de même nature. Il désigne aussi l'état général de la constitution : les maladies diathésiques sont celles qui dépendent d'une diathèse antécédente.

ou longue. J'ai vu des écoles où l'on ne cessait de redire cet axiôme : *sat cito si sat bene* : ça me semble beaucoup mieux que de vanter l'opérateur *à la minute*. Mais, quand le médecin opérant, a opéré, il n'est pas comme nous venons de le dire, rendu au bout de sa tâche ! Montpellier répète aussi à ses nombreux et intelligents élèves, le langage d'Hippocrate disant : « Ce que les médicaments » ne guérissent pas, le fer le guérit ; ce que le fer ne » guérit pas, le feu le guérit ; ce que le feu ne guérit pas, » doit être regardé comme incurable. »

Toute maladie ne doit pas être combattue.

L'école de Montpellier montre encore que toutes les maladies ne doivent pas être combattues et que plusieurs d'entr'elles étant nécessaires à l'entretien de la santé générale de beaucoup d'hommes, doivent être entretenues et même rappelées, autant que possible : car nous admettons que nulle maladie ne peut être produite réellement par les médecins. N'était-il pas réservé à M. le docteur Raymond, de Marseille, d'écrire un livre *très-estimé*, sur les maladies qu'il est dangereux de guérir? Certes, M. R... n'a pas eu l'initiative de cette belle idée mais il a eu l'honneur de l'avoir bien comprise, appréciée, démontrée et d'avoir contribué à l'admission générale de cette grande vérité.

Symptômes pathognomoniques.

Une maladie nous montre rarement un symptôme pathognomonique ou certain, différentiel. Les blessures mêmes en manquent souvent ; une fracture par exemple, donne-t-elle toujours de la crépitation? Une luxation permet-elle toujours de constater le déplacement des surfaces articulaires? Diverses tumeurs ne laissent-elles pas le plus grand vague sur leur constitution et leur nature?

Que l'on me permette de citer ci-après, à cette occasion, une tumeur opérée par le savant et habile Delpech.

Une jeune personne portait au sein une tumeur qui avait été bien examinée par le célèbre Delpech ; persuadé qu'il avait affaire à un kyste (sac ou poche sans ouverture à contenu variable), le grand professeur opéra, toujours suivant sa remarquable habileté ; la tumeur était enlevée, il la tournait dans ses mains, il l'ouvre... ce prétendu kyste était un lipome ou tumeur graisseuse ! Tant il est vrai que les plus grands opérateurs se sont souvent trompés et que la chirurgie a ces incertitudes peut-être même plus grandes que les problèmes de la pathalogie interne.

Je cite cet exemple pour montrer la difficulté du diagnostic et que la chirurgie est aussi problématique que la médecine proprement dite. D'ailleurs, la chirurgie et la médecine constituent l'*unité médicale.*

Les maladies chirurgicales sont celles, avons-nous dit, dont le traitement demande *ordinairement* l'emploi des moyens manuels.

DEUXIÈME SECTION.

Lésion du domaine de la chirurgie.

Toute lésion fait partie du domaine de la chirurgie quand elle réclame sur-le-champ ou pendant sa durée, l'emploi d'un moyen manuel. Il suffit communément qu'une lésion du corps exige l'emploi de la main, armée ou non d'un instrument, pour que cette lésion soit reputée chirurgicale.

La syphilis et tous ses désordres sont considérés

comme du ressort de la chirurgie quoique fréquemment on en obtienne la guérison que par des médicaments et des pansements seuls ou simultanés. Le rhumatisme articulaire est soumis à l'action de la matière médicale et réclame parfois les opérations les plus graves, lorsque par exemple l'affection morbide a produit de profonds désordres dans l'articulation.

La chirurgie, disait je ne sais plus qui, n'est pas seulement un *art*, elle constitue une véritable *science*, telle est l'idée que l'on doit se faire de la pathologie externe. Dire que la chirurgie est ce qu'il y a de plus certain en médecine, *quod in medicina certum* : c'est tout simplement émettre une fausse idée qui a cours encore parmi nous et surtout parmi toutes les personnes étrangères à la médecine.

Chirurgie, art et science.
La chirurgie n'est pas plus certaine que la médecine.

Si nous considérons l'effet éloigné d'un topique ou d'un instrument tranchant, nous n'y reconnaîtrons souvent pas plus de certitude que dans l'administration d'un vomitif, d'un purgatif, du quinquina, de l'opium, du fer et de beaucoup d'autres médicaments.

En chirurgie, on peut plus facilement juger qu'en médecine, des résultats et de l'utilité du moyen employé, de l'habileté du praticien et sous ce rapport, on est peut-être autorisé à admettre des bases plus solides pour le jugement de l'observateur, il faut même dire que les caractères des maladies chirurgicales tombant plus immédiatement sous les sens, il semble plus aisé d'en établir le diagnostic.

A ce point de vue encore, la chirurgie paraîtrait avoir une certitude plus grande que la pathologie médicale.

Mais si, par cela on veut arguer où tirer la conséquence que la chirurgie offre une certitude plus absolue que la médecine qui serait, elle, pleine d'incertitudes ! O alors, nous combattrons cet étrange paradoxe ; nous le combattrons, car la chirurgie n'a pas plus de certitude que la médecine et tout le prouve. Etant donnée par exemple une tumeur molle, on se demande quel est le liquide contenu ? On ne le peut dire certainement comme le prouve le kyste du professeur Delpech, exemple déjà cité.

Les maladies externes ne sont pas les seules chirurgicales.

On dit encore que la chirurgie s'occupe seulement des maladies externes ; le fait est inexact, vu que beaucoup de maladies, réputées chirurgicales, se trouvent situées au sein des parties molles et dans les cavités splanchniques (crâne, poitrine, abdomen) là, elles sont soustraites à la vue : tels sont les anévrysmes internes, le mal de Pott (mal vertébral), abcès par congestion, plaies pénétrantes, épanchements, kystes ovariques, maux de reins, de vessie, etc., tous ces maux étant intérieurs, ne sont-ils pas soustraits à la vue et à nos autres sens ?

Les lésions qui attaquent les membres sont souvent placées bien au-dessous des téguments, exemple : des tumeurs, carie ou nécrose, abcès dits profonds, fongus médullaires hématodes, corps fibreux des articulations, certaines plaies d'armes à feu et bon nombre d'autres lésions, sont loin d'être à portée d'œil et de mains ! Dans ces pénibles conjonctures chirurgicales, l'*intuition médicale*, toujours indépendante de nos sens, venant en aide à nos connaissances curatives, nous décide à opérer et souvent alors, nous comptons un succès de plus.

Science et art chirurgicaux.
Guy-de-Chauliac et chirurgie.

La distinction de la pathologie chirurgicale, en générale et en spéciale, a au moins cinq cents ans de date. Guy-de-Chauliac disait qu'il y avait deux chirurgies. science et art; la première est enseignante, c'est la science qu'on peut apprendre en lisant et connaître sans même avoir pratiqué une seule opération ; la deuxième étant toute pratique, il la qualifie d'*art*. Je ne partage que très-*diagonalement* ici, la manière de voir du grand restaurateur de la chirurgie au moyen-âge, car dans un intéressant pansement bien fait, il me semble qu'il y a simultanément *science* et *art*.

Origine de la chirurgie.

L'origine de la chirurgie, art ou science, ou même les deux, est environnée d'une profonde obscurité, d'où vient le merveilleux attaché à la genèse ou à la génération de toutes les connaissances. N'est-ce pas de ce merveilleux que nous sont venus, parmi les chirurgiens, des dieux et des demi-dieux ? Quoiqu'il en puisse être de cette origine fabuleuse, l'impérieuse nécessité dût être la première source de la chirurgie. Les fondements de cette science furent isolés puis réunis et la chirurgie a dû commencer par être empirique, sans théorie ni méthode ou simplement expérimentale : voilà ses phases obligées. Après Hippocrate et Celse, les sciences pâlirent et la chirurgie retomba dans son enfance. Elle fut retirée de cet affreux précipice par le médecin de Porgame mais elle retomba une autre fois et devint on ne peut plus grossière sous la main des Arabes et de la plupart des arabistes. Amb. Paré montra, par les préceptes auxquels il joignit l'exemple que la chirurgie n'aurait jamais dû descendre de son rang scientifique. Cette science fût encore voilée pendant une centaine d'années, temps trop long consommé en discussions, en disputes quelquefois scandaleuses, puis enfin, elle s'éleva graduellement où elle se trouve de nos jours mais comme partout ailleurs, elle fut supersticieuse, à Montpellier et partout, puis empirique et enfin dogmatique et scientifique.

Chirurgie est inextricablement liée à la pathologie interne.

La chirurgie est tellement liée à la pathologie interne que ces deux sciences n'en font qu'une ; de plus, elle a des rapports avec beaucoup d'autres; ainsi l'hygiène l'éclaire et lui est souvent très-utile ; la diététique, quand nous n'en abusons pas, aide considérablement la curation cherchée; la physique et la chimie lui fournissent de précieuses notions; l'anatomie et la physiologie sont dans le même cas, l'anatomie est surtout nécessaire au médecin opérant, qui, sans une connaissance exacte du creux de l'aisselle, oserait y porter un instrument tranchant pour ouvrir un simple abcès? ne sait-il pas que là, la moindre erreur peut quelquefois donner la mort? L'anatomie pathologique, dans ces dernières années surtout, lui a rendu de grands services : on ne met plus en doute depuis longtemps l'existence des fractures longitudinales et cela, depuis que M. L'Eveillé en posa un bel échantillon sous les yeux de l'institut. L'anesthésie « privation entière ou incomplète, générale ou partielle de notre sensibilité,» rend tous les jours des services de premier ordre au malade ainsi qu'au médecin opérant. Les moyens anesthésiques sont : l'éther, le chloroforme, le froid intense. La médecine interne lui apporte aussi de fréquentes et précieuses lumières. Les diathèses scrophuleuses, syphilitiques, calculeuses, rhumatismales, etc., ne déterminent-elles pas très-souvent des lésions organiques pour lesquelles les soins du médecin opérateur sont indispensables? Les blessures et toutes les maladies externes ne se ressentent-elles pas des intempéries ambiantes? Redisons encore l'unité de la science médicale; elle est aussi indivisible que *l'unité vitale*. La matière médicale, comme la plupart des sciences physiques, ne nous rend-elle pas en médecine, d'éminents services signalés par feu le professeur Dugès entr'autres? La pathologie comparée ne vient-elle pas quelquefois éclairer notre diagnose? Il existe de grandes dissemblances de sensibilité entre les hommes, entre ceux-ci et les animaux de toutes classes. A quoi bon donc, sur ces pauvres animaux, tant d'expériences comparatives inutiles, si laborieusement, si habilement, si luxueusement et minutieusement pratiquées?

Vivisecteurs. Nom de certaines maladies des animaux, transmissibles à l'homme. Epizootie hygiène.

Les vivisections ne peuvent prouver l'*impossible* et la sensibilité des divers animaux ne se ressemble pas. Condamnons l'abus, encourageons les recherches. Il y a bien des maladies qui se développent spontanément chez les animaux et nullement chez l'homme auquel cependant, ces maladies peuvent se transmettre, nous citerons : la vaccine, la pustule maligne, la morve, la rage « affection morbide si mal désignée par le mot hydrophobie, » le farcin; aussi, l'étude des animaux malades a-t-elle mené souvent l'observateur aux causes et au traitement le plus convenable du mal. Nous ne pouvons donc qu'admettre son utilité sinon toujours au moins dans quelques circonstances; contre les épizooties, nous avons proposé de tenir, la nuit autant que possible et durant tout le temps de la durée de l'épizootie, les animaux sous des hangars construits sur les sommets les plus élevés des monts voisins des lieux épizootiés, et au commencement du jour, c'est-à-dire après le lever du soleil, on pourrait, je pense, sans nul inconvénient sanitaire, les faire redescendre paître et même travailler dans les plaines fertiles, jusqu'au coucher du soleil : ce que nous disons en vue d'une épizootie est, en quelque sorte, ce que nous dirons toujours comme moyen prophylactique et curatif des typhus épidémiques, choléra, fièvre jaune, peste.

Qui ne sait la funeste entrée de l'air dans les veines et les graves accidents qui peuvent en résulter ainsi que des rares caillots fibrineux ou *embolies*.

Classifications.

La nosologie chirurgicale, bien qu'encore très-imparfaite, rend à la chirurgie des services considérables, par exemple : L'érudition peut nous être utile, sans elle, en effet, comment saurions-nous les instruments inventés, modifiés, abandonnés ; les moyens curatifs employés? Les analogies, les différences, les complications des maladies chirurgicales sont nombreuses et bien difficiles à saisir. Pour en arriver à ce but, pour les reconnaitre, que de classifications, toutes plus ou moins défectueuses, n'ont-elles pas été émises? C'est Galien qui, suivant nous et beaucoup d'autres, a le mieux formulé le principe qui doit guider le médecin en semblable matière. Il me semble qu'une bonne classification, une classification parfaite, ne fut jamais qu'un *aide-mémoire*. Le restaurateur de la chirurgie, Guy-de-Chauliac, s'occupa beaucoup de toutes les lésions qui font *saillie* à la surface du corps ; telles sont : abcès, furoncles ou clous, anthrax, hernies, squirrhes, fractures, luxations etc. etc. Certes ! il le fit en profond penseur ; les Ambr. Paré, Pigray, Richerand et autres grands professeurs de médecine, professèrent aussi leurs plans de classifications ; mais tout cela fort important sans doute au point de vue d'étude, ne me semble pas ici surtout d'une haute utilité; passons donc à autre chose !

La nature de tout notre être vivant étant x, il s'en suit que les dénominations nouvelles sont pour nous, de véritables déceptions, il est donc bon de s'en tenir aux manifestations.

Science et Condillac.

Une science, nous dit l'académicien Condillac, se réduit à une langue bien faite, mais pour atteindre ce but, il faudrait nécessairement connaître ce qu'il nous est impossible de bien savoir ; partant, l'idée serait fausse et toujours suivie d'essais et d'efforts malheureux quoique vantés pendant un certain temps et même encore de nos jours, par quelques médecins.

Tout symptôme est d'ordre différent.

Les symptômes des lésions morbides ne sont pas tous du même ordre. Dans les fractures, par exemple, il y en a de physiques et de sensibles, mais il en est d'autres qui consistent dans des perturbations fonctionnelles qu'il est important de bien reconnaître ; je trouve au moins bizarres, fantasques, certaines dénominations morbides et je suis de ceux qui préfèrent les expressions *cancer*, *amaurose*, *tétanos*, *paralysie* etc. Bien que l'expression cancer soit vague, elle me semble encore préferable à un terme qui mentionne une erreur, par exemple, en voulant que le tissu squirrheux soit *spécial* à l'affection cancéreuse. Je ne suis point admirateur de certaines dénominations de M. Piorry. Elles me suffoquent, voyez : *hyperencéphalonervie*, etc. ; ces tentatives nosologiques ne me paraissent pas heureuses.

Le siége des maladies est la source pathologique des symptômes, c'est évident; mais où est ce siége, si ce n'est dans toute l'économie vivante? « l'instrument vulnérant porte bien la cause et le siége » l'effet est d'abord local, ensuite général et local : c'est de là que vient la source *double* des symptômes, car il faut bien admettre les *symptômes des symptômes* ; ils proviennent de la lésion interne et de l'altération anatomique, mais celle-ci devient cause d'un autre ordre de symptômes. Par exemple, l'économie entière est le siége fondamental de l'affection scrophuleuse dont un des effets est fréquemment la tumeur blanche. N'en pourrions-nous pas dire tout autant et par analogie, des affections cancéreuses ,syphilitiques, etc. ?

Le siége des maladies organiques ou vitales, n'est pas et ne peut être borné à la partie dégradée ; pour bien comprendre l'état morbide, il faut connaître l'état actuel de la constitution entière. Le cancer et la syphilis, ne sont pas identiques quoiqu'ayant beaucoup d'affinité ; la transformation de la vérole en scrophules est impossible !... Cependant on l'a prétendu et même enseigné. Le microscope, quoiqu'on en dise, ne montre pas de cellules pathologiques différentielles des lésions morbides. Je pense que l'étude même minutieuse, de la microscopie pathologique, n'est pas appelée à nous rendre de bien grands services. La dégénération scrophuleuse ne peut-elle pas passer à la dégradation cancéreuse, comme nous l'a dit Cruveilhier? A notre avis, c'est avoir émis une profonde erreur que nous ne partageons pas.

Les tissus anormaux ou pathologiques sont sans doute susceptibles de transformation et de dégénération ; mais leur nature ne saurait changer sans l'effacement de l'état morbide; l'essence des choses est invariable; donc, baser cette prétendue transformation de syphilis en scrophules, de scrophules en cancer et cela sur l'aspect *très variable* des organes altérés, c'est tout bonnement, *disons-le*, ne pas comprendre les lois fondamentales de pathologie, c'est en rendre la source confuse et fausse.

Décoction apéritive de Rabelais.

C'est l'induction qui nous mène à la cause la plus vraie. Les symptômes des scrophules, de la syphilis, du rachitis etc , peuvent-ils être les mêmes que ceux de l'inflammation, du rhumatisme, de la goutte, des blessures etc. Non? Eh bien! il faut, bon gré mal gré, admettre des principes *autres* et propres à chacune de ces affections morbides. Il n'y a pas seulement en médecine des excitants, des affaiblissants, des apéritifs; à propos de ces derniers, « Rabelais étant élève en pharmacie, « car il commença la médecine par là; le chef médecin « de la salle lui prescrivit une décoction *apéritive;* on « le trouva faisant bouillir dans un chaudron et remuant, « faisant un bruit de chaînes, une douzaine de clefs, on « lui dit naturellement, que faites-vous là? Une bonne « décoction apéritive, dit-il, « je ne connais rien d'aussi « apéritif que des *clefs*... » Si jeune il avait raison! Les causes de la pustule maligne, de la syphilis, de la cataracte des fractures, des luxations, des difformités du bassin, peuvent-elles être les mêmes? Il faut donc admettre des forces latentes, intangibles, pour bien raisonner en médecine et on ne peut le faire qu'en admettant les diathèses, prédispositions, idiosyncrasie, affections latentes, hérédités morbides. Après une opération s'il survient une hémorrhagie périodique; ne recourons-nous pas alors au quinquina en vue de combattre la périodicité? Nos pères avaient admis des causes occultes, dénomination vague, vide de sens et qui me semble inutile, mais il n'en est pas ainsi de l'expression *diathèse,* celle-ci indique une disposition individuelle en vertu de laquelle une maladie revient à plusieurs reprises et sous une forme toujours semblable, exemple : diathèses cancéreuses, scrophuleuses et autres.

TROISIÈME SECTION.

Causes des maladies dites chirurgicales.

L'étiologie mérite une attention toute spéciale et quoique l'aphorisme ancien ; *sublata causa tollitur effectus*, nous paraisse un peu trop exclusif, il n'en est pas moins *vrai*. La cause étant bien connue, ne peut-elle pas quelquefois être détruite et alors, elle voit cesser le mal. Ne voyons-nous pas cela tous les jours aussi bien en pathologie externe qu'en interne ?

Louis, Voltaire, Calas. Réhabilitation.

Un médecin expert est donc dans la nécessité de déterminer la cause des lésions diverses soumises à son examen. La découverte de ces causes entraîne souvent de sa part, les décisions les plus graves ; n'est-ce pas au célèbre médecin *Louis* autant qu'à Voltaire, qu'est due la réhabilitation de Calas faussement victime du fanatisme religieux ? On sait que ce grand négociant fut accusé d'avoir assassiné son fils ; il fut condamné à mort et exécuté par la Roue Ce même Louis n'a-t-il pas arraché à l'échafau !, Montbailly accusé d'avoir tué sa belle-mère? Il a prouvé qu'elle était morte d'apoplexie cérébrale, etc., etc. Tant il est vrai que la recherche de la cause des lésions est, on ne saurait plus importante.

Rage et hydrophobie.

Il y a trois classes de conditions productrices des maladies externes ; elles sont : déterminantes, prédisposantes, occasionnelles. Un projectile divisant nos parties, un virus, un venin, etc, font bien une lésion pathologique directement produite par l'agent vulnérant et morbifique ; voilà des causes déterminantes ou efficientes. Les luxations, les fractures, la rage, la pourriture d'hôpital, etc, sont aussi des causes déterminantes, mais d'un autre ordre. Nous avons dit, *rage*, préférant ce mot à celui d'*hydrophobie*. J'ai pu observer, comme tant d'autres, l'hydrophobie chez des malades nullement enragés.

Causes invraisemblables du cancer, de la tumeur blanche.

Plusieurs de ces causes suffisantes des maladies chirurgicales demeurent quelquefois latentes durant plusieurs jours, semaines, mois, année même ! Alors, que faut-il pour amener une manifestation du mal ? souvent il ne faut qu'une occasion de la moindre importance et très diverse ; attendons ! elle viendra infailliblement. Ici, c'est une faible contusion du sein, un pincement léger, qui sont suivis du cancer ; ces mêmes causes développent un sarcocèle ou tumeur spéciale du testicule cancéreux. Là, c'est une chute sur le genou qui entraîne une tumeur blanche, etc. Nous prétendons et disons que toutes ces causes invoquées par le malade, ses parents très souvent étrangers à la médecine, ne sont point les véritables causes du mal ; jamais il n'aurait paru sans la présence des vices dartreux, scrophuleux, cancéreux, constituant en nous, les diathèses du même nom.

Voilà des causes occasionelles véritables ; celles invoquées par le vulgaire sont incapables de produire aucune lésion pathologique un peu sérieuse ; puis, qu'elle différence entre la cause admise par ce vulgaire et l'effet produit! Incapables de produire un effet pathologique, elles peuvent bien amener la manifestation des lésions dont nous venons de parler.

Comme les diathèses, les virus, les miasmes peuvent demeurer latents pendant un temps très-long, ce que nous pouvons voir tous les jours. Des lésions internes peuvent exister sans manifestation aucune et chez des individus dont l'extérieur offre tous les cachets de la santé la plus parfaite et la plus vigoureuse, d'où vient ce dicton, « l'apparence est trompeuse » voilà la diathèse ou affection mobide latente de l'économie humaine?

Le rhumatisme, la goutte, la gravelle ne se montrent-ils pas pendant un temps pour se cacher pendant un autre et se remontrer ensuite? Pour cela elles n'attendent que de nouvelles occasions provoquant leur réapparition : mais je n'aurais jamais pensé que les eaux minérales de Vichy, fussent la cause occasionnelle d'une réapparition syphilitique mortelle. Enfin, c'est tout comme l'intoxication intermitente miasmatique, elle manifeste ses accès dès qu'il y a saturation de l'économie, par l'absorption, telle est aussi l'occasion ou cause occasionnelle de l'accès.

Cancer est le symptôme d'une diathèse.

Tout cancer est le symptôme d'une diathèse particulière dont on ne connaît ni le principe, ni le siége primitif; souvent ce mal se manifeste à l'occasion de la suppression définitive des menstrues, de la suppression d'un flux hémorroïdal, d'une suppression quelconque, après une longue affection de la glande mammaire, du testicule, etc.

La viciation de l'organisme entier n'est-elle pas

l'affection morbide demeurée latente ou diathésique? Mais où donc est caché ce germe, sinon dans toute l'économie matérielle, lequel *germe* n'attend, en effet, qu'une occasion pour se manifester?

Cancer, opération et caustiques.

Tant qu'il y a diathèse, tant que le cancer ou l'ulcération cancéreuse, ne sont pas dans nos tissus, isolés comme le serait un corps étranger, une balle par exemple l'ablation est généralement, presque toujours, même, non seulement inefficace, mais encore très nuisible. Dans ce cas l'opération est intempestive, longue, pénible ou douloureuse, coûteuse ; elle leurre le malade et son entourage. S'il y a récidive, c'est la faute du malade ! le médecin est *sensé* infaillible et le patient peut néanmoins, devenir victime de l'inscience ou de l'imprudence du médecin traitant. Ne confondons pas l'art avec la science. Les caustiques employés dans ces maladies et dans le même but, ne valent pas mieux que l'opération intempestive.

Il n'y a jamais qu'un symptôme d'enlevé, mais la cause demeure ; c'est elle qu'il faut atteindre et anéantir, pour obtenir la cure cherchée.

Ne voyons-nous pas, tous les jours, de jeunes praticiens s'empresser d'enlever des tumeurs squirrheuses et comme nous, ceux-ci arrivés au bout de leur carrière, reconnaissent avec les Boyer, Delpech, et tant d'autres grands médecins opérateurs, que dans la grande majorité des cas, le cancer se reproduit au même endroit ou ailleurs ; ils reconnaissent, mais trop tard, leur tort d'avoir opéré sans avoir usé des précautions hygiéniques voulues.

Méconnaître les diathèses, c'est nier les conséquences forcées d'une saine logique et s'exposer à une foule de mécomptes qu'on aurait pu éviter en agissant autrement.

Différencier les diathèses entr'elles est chose quasi impossible.

Les diathèses sont des affections latentes, elles ont des causes *essentielles* et ne doivent jamais être confondues avec les dispositions ou prédispositions. Autant l'existence d'une diathèse nous semble facile à constater, autant il est difficile de la différencier de toutes les autres.

Prédispositions générales morbides.

Sont disposés aux lésions organiques, suivant l'âge, le sexe, le tempérament, les sujets ci-après désignés :

A. Les enfants ne sont-ils pas sujets au croup, à la teigne, aux poux de tête, aux engorgements lymphatiques?

B. La jeunesse n'est-elle pas disposée aux scrophules, aux maladies vénériennes, à la coqueluche? etc.

C. La virilité n'est-elle pas disposée aux altérations des organes pelviens, aux hémorroïdes?

D. La vieillesse est prédisposée aux lésions génito-urinaires, à la goutte-gravelle, à la surdité, à la cataracte.

E. Le tempérament lymphatique est exposé aux abcès froids et par congestion, aux nécroses.

F Le tempérament sanguin est bien disposé aux maladies inflammatoires, aux rhumatismes articulaires.

G Le tempérament nerveux ne mène t-il pas aux névroses (faciales surtout), aux spasmes du canal de l'urèthre, aux rétrécissements nerveux?

H. Le tempérament bilieux détermine souvent des complications bilieuses, des plaies de tête, favorise les lésions secondaires du foie.

Telle est l'imparfaite et incomplète nomenclature de certaines dispositions pathologiques liées à une modification morbide déjà existante dans l'organisme, sans nier l'existence de l'embolie. J'avoue n'avoir jamais rencontré ces sortes de caillots *ou bouchons* fibrineux que je crois très rares.

Air atmosphérique dans nos vaisseaux.

Nous ne sommes pas entièrement édifié sur le danger de l'innocuité de l'air introduit dans les vaisseaux sanguins mais nous pensons, qu'on l'a au moins exagéré.

Tout organe atteint une première fois est disposé à être de nouveau frappé de la même lésion. Ainsi une première luxation mène à une deuxième ; une deuxième mène à une troisième et ainsi de suite. Les hyper ou supersécrétions prostatiques ne se renouvellent-elles pas sous la moindre influence? un ramollissement cérébral dispose un individu à être atteint de la même dégradation organique ; un *raptus* cérébral est souvent l'avant-coureur d'une apoplexie du cerveau.

Forces morales et vitales.

Quelle est l'influence de la force morale sur la force vitale ou sur les opérations chirurgicales? Il serait long et fort difficile de dire quelque chose de positif et de général sur ce sujet, qui cependant n'est pas dépourvu de notre intérêt ; parlons en conséquence, d'une affection morbide reconnaissant pour cause une impression morale très vive, une excitation passionnelle très profonde ; toutes ces impressions morales ne peuvent-elles pas occasionner les accidents les plus graves? Nous savons que dans le langage vulgaire on dit : « *commotion morale*, pour désigner l'effet pathologique qui en est peut-être le résultat.» Sophocle ne mourut-il pas en apprenant les honneurs que ses concitoyens lui décernaient? Denis, tyran de Syracuse, ne mourut-il pas de la même façon, et le pape Léon X ne fut-il pas suffoqué *à mort* en apprenant l'expulsion des Français de Milan, Parme, Plaisance et de quelques autres villes, etc., etc. Nous nous souvenons avoir lu que le célèbre Desault ayant si peu de confiance dans le moral d'un maître d'hôtel qu'il allait opérer de la cystotomie ou taille vésicale, le plaça dans la position ordinaire et fit avec le doigt, sur le périnée, le simulacre de l'incision ; ce simulacre donna lieu à des convulsions, à un affaissement *nerveux*, puis un instant après, à la mort... Là, encore peut-on invoquer une lésion physique, anatomique ou autre pouvant expliquer une mort si rapide? La lésion des forces vitales *seule* peut mener à de semblables résultats. N'est-ce pas là, entr'autres, un exemple de plus à l'appui de notre thèse ?

Colot.
Lithotomie, inflammation, hémorrhagie.

Colot si connu en lithotomie, pratiqua cette opération après laquelle il y eut une violente inflammation qui fut heureusement combattue, puis survint une première hémorrhagie, qui fut vaincue; une deuxième lui succéda, ce fut la décisive. Le moribond demanda à M. Colot s'il n'avait plus rien à tenter pour le sauver ; il lui répondit avec aplomb : « *Non, Monsieur, il faut mourir !* » Sur ces paroles le malade tomba en syncope, l'hémorrhagie s'arrêta et la guérison fut rapide... Telle est cependant l'influence du moral sur le physique !

Hérédités morbides, physiques, morales, intellectuelles, etc.

Hérédités morbides ou transmission de beaucoup de maladies des parents aux enfants, quelquefois aux petits-enfants. L'hérédité morbide est un fait patent, observé de temps immémorial ; malgré cela, elle a été niée, même par des hommes du plus haut mérite ; tant il est vrai que : *errare humanum est*... On a bien nié l'unité vitale !

L'hérédité dont nous parlons est permanente, variable, invariable, directe, indirecte, de retour ou par influence. Tous les peuples du monde y sont soumis ; c'est une loi naturelle. Les fécondations sont la meilleure preuve de son existence : ces fécondations n'étant autre chose que la matière organisée ou spermatique portée à l'ovule de la femme ou femelle ; il en doit être ainsi : l'enfant n'étant que le produit des époux, doit être un composé des deux et leur ressembler physiquement et moralement.

L'hérédité physique ou de la conformation extérieure : traits physionomiques, taille, forme, couleur de la peau, des yeux, etc., fait la ressemblance des familles, des nations. Les parents donnent donc à leurs enfants leurs tempéraments, constitutions, idiosyncrasies, etc.

On sait, par longue observation, que les tempéraments se croisent de l'un à l'autre, que les modes de reproduction numériques vont, dans les familles, de 0 à 25 *environ;* que certaines familles sont frappées de stérilité, tandis que d'autres sont très-prolifiques ; on sait que la macrobie ou longue vie coûte dans des familles ; les centenaires sont rares et plus rares encore sont de plus longues existences. Les doigts surnuméraires et les *palmés*, ne sont pas rares : de tout temps, la polydactilie a été observée, il en est de même des hernies, des claudications, des bosses ou gibbosités, des déviations vertébrales, des becs-de-lièvre, des aveugles, des sourds, des muets, des anosmiques ou complètement ou imparfaitement privés de l'odoration ; des *cacomuthiques* ou bègues : nous avons même lu qu'un mari, qui s'était accidentellement abattu un doigt, eut des enfants auxquels manquait un doigt. Nous avons lu aussi qu'une mère, allaitant son enfant déjà âgé, il fut pris de convulsions subites et elle eut le mamelon enlevé par morsure; elle accoucha de filles dépourvues de mamelon : bien que les hérédités soient indéniables, j'avoue que, pour ces deux dernières observations, ma foi est peu robuste. Viennent ensuite les agacements, les antipathies, la vengeance, la haine, la colère, l'ivrognerie, la jalousie, le jeu intéressé, et tant d'autres mauvaises passions : toutes peuvent se transmettre des parents aux enfants.

Analogie du bon chien chassant de race.

La loi des transmissions héréditaires ne s'applique pas seulement à l'organisation physique, elle s'étend aussi aux facultés instinctives et morales. On dit, chose très-vraie : que *bon chien chasse de race.* Eh bien, cet ancien dicton peut aussi bien s'appliquer à l'homme qu'aux bêtes.

Imbécilité transmise de la mère aux fils, du père aux filles.

L'hérédité intellectuelle nous semble être une conséquence très-logique des hérédités physiques ; celles de la force et de la faiblesse ne sont pas plus contestables que les autres : ainsi, des parents doués d'une bonne organisation cérébrale, d'un esprit naturel et bien cultivé par l'éducation, engendrent ordinairement des enfants capables, tandis que des parents plongés dans la misère et dans une ignorance grossière, donnent *habituellement* le jour à des enfants obtus, imbéciles, idiots; n'en voyons-nous pas des exemples dans toutes les conditions sociales? L'imbécilité et l'idiotisme se transmettent de la mère au fils, du père à la fille : ce sont là des faits indiscutables.

On croit généralement que le père transmet à ses filles les formes de la charpente pectorale et des membres supérieurs; à ses fils, la conformation du bassin, de l'abdomen, et des extrémités inférieures.

Les fils tiennent donc de la mère par la conformité

de la tête, de la poitrine et des membres supérieurs; aussi, voyons-nous généralement plus de ressemblance entre les filles et les pères qu'entre les mères et les filles : le *vice-versà* va de soi-même !

Les garçons procréés par des femmes intelligentes, seront intelligents, et les filles procréées par des pères capables hériteront de leurs capacités : cette longue observation physiologique souffre peu d'exceptions ; cependant, il y en a, *heureusement !*

Ressemblance de jumeaux avec leurs parents.

Les enfants jumeaux du sexe masculin ressemblent à leur mère, ceux du sexe féminin ressemblent à leur père. Quand les jumeaux sont de sexes différents, l'un ressemble au père et l'autre à la mère.

Père vieux et mère jeune.
De 50 à 55 ans, en général, la femme ne fait plus d'enfants.

Un père vieux et une mère jeune, peuvent procréer des enfants, mais ils tiennent beaucoup de leur mère alors, quoiqu'ils héritent de la débilité paternelle. Les vieilles femmes (cinquante à cinquante-cinq ans), ne font plus d'enfants.

La mère donne ses qualités morales à ses fils, le père donne les siennes à ses filles

Il résulte des nombreuses et antiques observations faites par le vulgaire, des médecins, des naturalistes et des physiologistes distingués, qu'en général, la mère donne ses qualités morales à ses fils, et que le père transmet les siennes à ses filles; en voici quelques exemples, entre autres.

La mère des Gracchus, n'était-elle pas fille de Scipion. La fille de Caligula n'était-elle pas aussi cruelle que son père? Marguerite de Braban n'était-elle pas mère de Jean-sans-Peur? Tamerlan ne descendait-il pas de Gengis-Kan par les femmes? Henriette de France, en fait de beauté et de bonté, ne ressemblait-elle pas à Henri IV? etc.

Intelligence des parents transmises à leurs enfants.

Les faits d'hérédité fourmillent dans tout le monde connu : l'histoire, la sculpture et la peinture nous les montrent. La mère de Buffon n'était-elle pas douée d'une riche imagination? La fille de notre Molière n'avait-elle pas tout l'esprit de son père? Mesdames Goëte, Walter-Scott, Biron, Lamartine, etc., n'étaient-elles pas remarquables par leur esprit, leur langage et leurs talents? On pourrait faire ici une foule d'autres citations à cet effet.

Chanteurs, musiciens, bavards même.

Toujours il existe des familles de chanteurs, de musiciens, de bavards même!... Telle est la règle naturelle générale qui souffre cependant, comme nous le disions, bien des exceptions. Les hommes les plus capables peuvent bien engendrer des enfants ineptes; beaucoup de grands hommes ont commencé et terminé leur gloire et celle de leur famille : des époux ineptes et misérables peuvent procréer des hommes de haute capacité. C'est une rareté que, cependant, on peut voir et admirer.

Hérédité morbide, fait accompli.

L'hérédité morbide étant un fait accompli, n'est plus en litige. Qui pourra nous expliquer ces grands mystères naturels? L'hérédité morbide semble être une conséquence de l'hérédité physique; quoi qu'il en soit, parmi les nombreuses maladies dont le funeste héritage s'attache à la progéniture, il faut compter celles *dites* communément contagieuses, telles que : diathèses scrophuleuses, dartreuses, vénériennes, cancéreuses, etc.

Les névropathies de tous genres, les désordres de l'intelligence, imbécilité, idiotisme, etc.; tous ces défauts se transmettent malheureusement et plus souvent que les bonnes qualités. « Pauvre nature! que t'avons-nous donc fait? à nos dégradations physiques, te fallait-il donc annexer les dégradations morales? »

Maladies non contagieuses.

A mon sens, cette transmissibilité n'est point *la contagion*. Je voudrais que toute maladie qui ne peut se transmettre par inoculation, fût réputée *non contagieuse* : les typhus (y compris la peste, le choléra morbus, etc.), sont *non contagieux*. Au sein d'une épidémie typhique, ce n'est point le contact personnel médiat ou immédiat qui nous rend malades et quelquefois qui nous tue, mais c'est bien l'air atmosphérique ambiant que nous respirons forcément; voilà le coupable. Souillé, empoisonné (temporairement et localement), cet air est absorbé, il empoisonne le sang, ce sang est porté dans toute notre constitution matérielle qui doit en ressentir les effets morbides et *léthaux*. Contagion n'est pas plus le synonyme de transmissibilité héréditaire, qu'inoculation n'est synonyme de contagion.

Hérédité des instincts criminels.

L'hérédité des instincts criminels n'est que trop certaine : vol, viol, assassinat, incendie, suicide et autres crimes, suivent souvent la loi des transmissions; l'histoire ancienne et moderne nous en montrent de toutes les couleurs : dans la *Gazette des Tribunaux*, nous en lisons, *par ci, par là*, quelques-uns; nous voyons que les juges poussent leurs justes investigations jusqu'aux ascendants de l'accusé, et il est rare que ces messieurs les juges ne trouvent pas un père, un aïeul, un bisaïeul, criminels. Que faire à tout cela? nous incliner devant la loi de l'hérédité. Quoi qu'il en soit, gardons-nous bien de voir dans le fils d'un père criminel, un criminel en *herbe*. Défions-nous des alliances consanguines, des alliances de personnes qui comptent dans leurs familles des membres qui ont forfait à la nature, à l'honneur. Voilà un conseil d'ami pour ceux qui se marient, et il peut bien trouver son utilité.

Phthisie et hectisie.

L'hérédité morbide offre ses prédilections, ses irrégularités de marche, elle a aussi ses limites *X*. Nous voyons des père et mère nés de parents phthisiques jouissant d'une belle santé, et leurs enfants, de misérable constitution, être consumés, les uns après les autres, par la phthisie, terrible fléau qui moissonne tant d'existences (1).

Dans quelques familles, nous remarquons que la goutte, la goutte-gravelle, les rhumatismes goutteux, s'éteignent pour renaître chez des neveux éloignés : quelquefois, l'hérédité cesse pour ne plus reparaître du tout.

Epilepsie héréditaire.

Un père épileptique peut transmettre son mal à sa fille, et celle-ci pourra le donner à son fils. L'épilepsie de naissance est incurable. L'épilepsie contractée après naissance est curable, bien plus au moyen de temps et de l'hygiène que par les médicaments. Nous aurions à causer encore de bien des hérédités, entre autres, des aptitudes aux arts et métiers, etc.; mais nous jugeons à propos de nous arrêter là.

(1) Phthisie ou consomption : l'hectisie est un des symptômes de la phthisie, et il l'est bien plus rarement d'une autre maladie.

Dans tous les cas, l'hygiène seule au sein d'une atmosphère ambiante bien choisie et qui ne laisse rien à désirer au point de vue de la salubrité peut, dirigée par un vrai médecin, en diminuer ou même en éteindre le germe et terrasser ainsi notre ennemi. Il faut, pour bien faire, changer en *bien*, la constitution physique du malade, ce qu'il est très-difficile et long d'obtenir

Moyens prophylactiques.

Je crois devoir redire ici quelques-uns des moyens propres à opposer à l'hérédité morbide. Il y en a un *premier*, antérieur ou prophylactique, applicable aux fiancés, avant le mariage ; il en est un *deuxième*, postérieur ou curatif, applicable aux enfants procréés.

Le premier et *sûr* moyen serait de choisir, après examen sérieux, les époux futurs ou sujets à marier; l'interdiction du mariage, dans ce cas, serait indispensable, si elle était possible.

Le deuxième moyen consiste à soustraire l'enfant à toutes les conditions fâcheuses qui ont dégradé les constitutions de ses père et mère : choisissons une habitation confortable, sise dans un lieu salubre ; fuyons une mauvaise et inconvenable alimentation, de même que certaines habitudes vicieuses ; choisissons un endroit boisé, odorant, maritime, etc., prescrit suivant les occurences morbides : ainsi, le scrophuleux, jeune encore, et mieux vaut tard que jamais ! doit quitter les pays froids et humides, bas et marécageux, pour aller vivre dans les pays chauds, élevés et secs. L'atmosphère des montagnes embaumées d'odeurs aromatiques, le laitage de ces lieux (on prétend généralement, en Europe et dans nos colonies, que le lait produit des fièvres intermittentes, etc., quelle erreur !) et une diète bien choisie, seront plus utiles à la santé, que tous les médicaments possibles. La gymnastique, bien ordonnée et appliquée, est indispensable aux enfants et aux jeunes gens. Nous savons qu'à l'impossible nul n'est tenu, et qu'il y a dans une société quelconque, des riches et des déshérités de la fortune ! *l'autrement* est impossible (1).

Hérédité des constitutions des parents.

L'union de deux êtres débiles donne des fruits chétifs. Les forts, jeunes et vigoureux ont des enfants forts. L'union d'un robuste et d'une faible, modifie *en bien* la constitution de leurs enfants, et cela nous semble satisfaisant au point de vue hérédité croisée. Dans l'état social, je crains qu'on ne porte pas assez d'attention à ce croisement. L'alliance d'une lymphatique au superlatif avec un bilioso-sanguin, est propre à modifier et même à détruire le principe apporté par le premier; en conséquence, ne faudrait-il pas à ces jeunes leucorrhéiques (écoulement dit : fleurs blanches, bien que *souvent*, elles soient opâques, grises, vertes, jaunâtres, variées en couleur et en consistance, suivant les occurrences et prédispositions), par exemple, ne lui faudrait-il pas un mari a la riche organisation sanguine ? ne faudrait-il pas donner au jeune homme de constitution délicate et menacé d'affections nerveuses, une forte fille au tempérament sanguin, pleine de sève et de santé, et santé vaut mieux que richesse. Il est permis alors d'espérer l'extinction de l'hérédité morbide, une progéniture saine, robuste, qui pourra se perfectionner de génération en génération.

(1) J'ai voulu établir un gymnase *nosocomial* (1864) petit, économique, à l'usage des convalescents de l'hôpital de Toulon, directeur A. Duval. Je suis bien aise de dire que l'insuccès n'a pas tenu à lui.

L'héritage vicieux vient-il de la mère? donnons une bonne nourrice au nouveau-né, et qu'elle soit choisie par un *bon* médecin. Le lait maternel ne peut-il pas recéler quelques principes morbides dont l'action, quoique obscure, n'en est pas moins réelle? La gymnastique médicale appropriée, est encore ici très-importante! Ces moyens, tout simples qu'ils paraissent, n'en sont pas moins difficiles, importants, et valent bien la peine d'être dirigés par un médecin entendu. Choisir une nourrice convenable en tout, est donc chose on ne peut plus importante; ce choix, quelquefois impossible, peut avoir des inconvénients si graves, qu'il m'est advenu de préférer une chèvre choisie, pour nourrir un de mes enfants.

Puisque le squirrhe-cancer, l'apoplexie, comme nous venons de le dire, adviennent dans la vieillesse, aux approches des âges critiques, ne conviendrait-il pas de soumettre les personnes intéressées à un traitement prophylactique ou préservatif?

Parmi les affections morbides se transmettant à la progéniture, nulle n'est plus commune que l'infection vénérienne; de cette fréquence vient ce proverbe vulgaire : « Ces nouveaux conjoints auront des enfants à ventre *vert* », c'est-à-dire syphilitiques.

Quand la maladie est bénigne, un léger traitement nous semble devoir suffire. Il peut advenir que longtemps après la première infection, qui fut abandonnée au *naturisme*, mal soignée ou mal traitée, il peut advenir, disons-nous, des rhumatismes, des malaises, des douleurs ostéocopes, des taches cutanées, des boutons ichoreux, des pustules, des rhagades, des ulcères douteux au moins, etc., etc., contre lesquels sont inutiles et même nuisibles la plupart des drogues variées et peut-être un peu trop *risquées :* alors qu'on ne connaît pas la cause du mal, il faut la chercher, la trouver et l'anéantir, c'est une condition *sinè quâ non* de la cure.

Je conseille à mes amis, sur le point de contracter mariage, un traitement *dépuratif :* qu'ils soient ou non en très-bonne santé, et alors seulement qu'ils furent atteints d'une syphilis; ce traitement de prévoyance ne peut faire aucun mal, et peut être on ne peut plus précieux. M'étant bien trouvé de cette marche, je la conseille encore, redoutant les enfants *à ventre vert* ou syphilitiques.

Conseil d'ami allant contracter mariage.

A part les blessures, il est peu de maladies chirurgicales insusceptibles de se propager par l'hérédité. Exemple : *gibbosis, gibbosi; distorsis, distorsi;* nous a dit le père de la médecine.

Les blessures à part, peu de maladies sont insusceptibles de se propager par l'hérédité.

Les luxations congéniales, claudications, pieds-bots, myopie, presbitie ou presbyopie, strabismes, hernies, ophtalmies, surdités, cécités précoces, etc, etc, sont des maladies, ou mieux, des affections morbides transmissibles.

L'hérédité morbide est tellement vraie que, depuis Hippocrate, elle s'est inculquée dans l'esprit même des personnes étrangères à la médecine.

QUATRIÈME SECTION.

Parmi les sources générales de plusieurs lésions chirurgicales, nous rencontrons la contagion et l'infection,

Contagion. Infection virus.

deux modes de transmissions spéciales bien distincts, quoi qu'ils se confondent parfois dans la pathologie de certaines maladies internes.

Miasmes ou effluves toxiques.

Il est des maux dont le principe manifeste est une matière particulière susceptible de se propager par contact et inoculation ; cette matière est liquide et possède en elle une propriété dont la chimie et la physique ne peuvent rendre raison, mais qui se manifeste par ses effets. Ainsi, le virus est ou acide ou alcalin, ou salin, et cela, sans qu'aucune science puisse en donner un motif suffisant ; la pourriture d'hôpital (gangrène survenant aux plaies ou aux ulcères, dans certains hôpitaux), la pustule maligne, la syphilis, la morve, se rangent parmi les maladies transmissibles, parce qu'elles ont un caractère spécifique et de propriété contagieuse ; mais, dans l'infection, on cherche vainement un caractère palpable, constant, et l'on est obligé, *logiquement*, de recourir à l'admission, fort probable, sinon certaine, de miasmes ou d'effluves qui sont portés dans l'économie matérielle par la respiration et l'absorption cutanée muqueuse. Le sang est empoisonné, il va partout et souille ainsi toute l'économie. Exemple : la fièvre nosocomiale (ou typhus des hôpitaux), se transmet par les sécrétions diverses des maladies, sans offrir aucun virus saisissable et pouvant être transporté et même inoculé.

Les maladies virulentes peuvent, il est vrai, se transmettre à la faveur de l'air ambiant souillé ; il transporte les molécules de la matière spécifique avec les maladies infectueuses; le transport a lieu, qu'il soit l'effet de l'air, des pièces de pansement, des instruments contagiés, des vêtements du médecin ; l'effet contagieux, disons-nous, doit être le même : y en a-t-il moins application sur nous d'un fluide particulier? on peut en retrouver le foyer dans les ulcères, les pustules ou autres lésions d'où il est parti.

Cause expliquée des intoxications palustres et de leur intermittence.

Intoxications palustres et anémies.

Les miasmes qui s'élèvent des marais, des fleuves, lacs, marigots et mares, saturent l'air atmosphérique ambiant, l'empoisonnent ; ils ne peuvent cependant ni être saisis, ni être transportés ! Chaque jour, nous en voyons et ressentons les terribles effets morbides : « trente-cinq mois dans le fleuve du Sénégal ; dix mois à Tintingue (Madagascar), deux ans de fièvres ou d'intoxications intermittentes. » Durant tout ce temps, n'avons-nous pas été à même d'étudier, de ressentir, d'expérimenter sur nous? Il y a évaporation toxique qui se dissout dans l'humidité pour se mêler à l'air que nous respirons, à l'air qui se dépose sur nos surfaces absorbantes (peau), interne et externe; puis vient l'empoisonnement de toute l'économie, empoisonnement qui commence par l'absorption miasmatique ; il est transporté à tout notre être matériel par la circulation qui, saturée par le sang empoisonné, se manifeste par un premier accès (frisson, chaleur, sueur), moyen que la nature humaine ou animale vivante emploie pour se débarrasser d'un état morbide qui la gêne La santé, dans tout ce qui vit, est l'état normal de l'être; la maladie est l'état anormal qu'on combat quelquefois par les saignées générales, ce qui me semble au moins *illogique*. Le sang qui demeure n'est-il pas aussi malade que celui qu'on a extrait? L'accès passé (alors qu'il est simple), toutes les fonctions économiques rentrent dans l'ordre normal, ou à très peu près, il ne reste plus en nous qu'un sentiment de fatigue ; c'est cet état qui constitue l'intermittence existante jusqu'à ce qu'une nouvelle absorption ait lieu de façon à produire une saturation toxique ; un nouvel accès vient de la même façon et dans le même but que le premier, et ainsi de suite. Telle est notre manière d'expliquer la cause et l'effet des intoxications *palustres*, et surtout leur intermittence si variée en durée, en intensité, etc. Les anémies marécageuses ont, avec les intoxications intermittentes, une liaison intime de causes ; l'effet n'est pas absolument identique ; les moyens curatifs, sauf les préparations quiniques, sont semblables : elles produisent quelquefois d'excellents effets.

Moyens curatifs à employer autant que possible.

Autant que possible, il faut éloigner le malade des lieux empoisonnés, toujours circonscrits et temporaires, durant le temps d'épidémie typhique (peste, choléra, fièvre jaune, etc.). Il faudrait faire transporter les malades et les soigner hors de la zone empoisonnée, autrement, on n'obtiendra rien de bien efficace en médecine : j'ai vu transporter des convalescents à la campagne, hors l'endroit épidémié ; mais ce moyen, très-efficace, devrait être employé au début du mal. Une tente, aussi misérable qu'elle soit, sise au bord d'un ruisseau d'eau claire et fraîche, bien potable, une botte de paille pour que le malade puisse s'étendre horizontalement, mais hors de la zone empoisonnée, valent mieux, à mon avis, que le plus beau palais, le mieux et le plus confortablement meublé, sis au beau milieu du foyer épidémique : plus de cause, plus d'effet ; au moins, le foyer va-t-il en s'affaiblissant de plus en plus jusqu'à *néant* : il faut savoir tenir compte d'une foule *de circonstances* et ne pas oublier l'influence de l'habitude. Sans doute, l'éloignement et la demeure au sein d'un endroit salubre, peuvent seuls suffire à faire disparaître les accès intermittents, mais la cure en sera accélérée par l'administration des préparations de quinquina ou de ses sels, même à très-petites doses. S'il y avait une sérieuse complication morbide, il va sans dire qu'il faut la combattre efficacement et n'administrer le quinquina que bien escient ; mais, quand ce mal est devenu continu, c'est d'autant plus grave que nos préparations quiniques sont alors non seulement inutiles, mais nuisibles. Il faut donc éloigner le malade de la cause, puisque la nature salubre peut *seule* suffire à conjurer les accès qui, n'ayant plus de cause, disparaissent subitement ou graduellement ; ils doivent disparaître, n'ayant plus d'aliment morbide.

Les accès disparaissent *a fortiori* quand on prend des fébrifuges mesurés à l'intensité de l'affection morbide. Y a-t-il des complications? il faut les combattre et les vaincre en employant, opportunément, les moyens les plus convenables au but proposé, alors, seulement, la médecine agit plus certainement. L'opportunité d'administration d'un médicament est souvent une condition *sine quâ non* de son action cherchée, le succès.

Telle est, nous le pensons du moins, la différence qu'il y a entre les mots contagion et infection; nous entretenir ici des constitutions médicales et des maladies régnantes, nous mènerait trop loin sans nous apprendre autre chose que ce que nous savons déjà : cependant, il nous est permis de conseiller à tous de s'abstenir, pendant les épidémies, de pratiquer les opérations chirurgicales qui ne sont pas de nécessité ; d'ailleurs, nulles personnes plus que nous n'ont été en butte aux intempéries des climats et des saisons, dont nous avons ressenti les douloureux effets : en lieux divers, nous avons observé sur nous et sur les autres malades, étudié des maux épidémiques, expérimenté (Madagascar, Sénégal, intérieur des fleuves), et nous parlons des épidémies avec connaissance *de causes*, et surtout d'effets ; je le redis : autant que faire se pourra, n'entreprenons jamais d'opération chirurgicale sérieuse, le malade étant au sein d'une épidémie ; ce malade est-il obligé de demeurer aux lieux intoxiqués ? Agissons pour le mieux.

Si l'on pouvait arrêter, supprimer l'un des trois stades ou périodes obligés d'un accès d'intoxication palustre, cet accès deviendrait continu, la nature n'ayant plus la puissance et ne pouvant plus éliminer le toxique *X* absorbé, cause déterminante des effets observés. Tenter *même* de supprimer l'un des stades, *frisson*, *chaleur*, *sueur*, chacun indispensable à la préparation, à l'élimination du mal, serait, à mon avis, un non sens grave, un non sens qui témoignerait de l'inscience on ne peut plus malfaisante du médecin, qui ne doit que préparer les voies et moyens de la nature, ainsi, il peut rendre l'accès moins intense, moins douloureux et plus court.

Soins à donner à l'épidémié.

Pendant une épidémie meurtrière, la personne confiée à nos soins et qui aura contracté le mal au sein de l'épidémie, devra, autant que possible, être portée en dehors de la zone empoisonnée, et là, recevoir les soins nécessaires : je ne conçois rien de plus illogique que de vouloir guérir un malade dans le lieu même où il a contracté le mal, alors que le médecin traitant peut faire autrement.

L'intensité de l'épidémie est susceptible d'être

augmentée ou diminuée par diverses causes bien connues : les unes sont en dehors de notre puissance ; les autres peuvent être accessibles à nos moyens d'action physiques ou chimiques. Le médecin soigne bien les malades, mais, sans les efforts de la nature, dont il doit prévoir les moyens et voies, les faciliter ; le médecin est, auprès de son malade, tout comme le serait un chimiste à ses fourneaux : l'œuvre à laquelle il travaille est calculée d'avance ; le chimiste la prépare dans son laboratoire, les résultats en sont prévus et annoncés. Nous pourrions même dire : comme est le bon artiste culinaire, travaillant à l'accomplissement d'un mets ; il veille la température variée, etc., pour mener son opération à bonne fin. Il n'y a, je pense, durant l'épidémie nul inconvénient à veiller à ses affaires le jour, au sein de l'épidémie, mais il faut en sortir dès qu'il fait nuit.

Le médecin et même tous les médecins du monde en consultation, ne pourraient produire une maladie *vraie*, pas plus externe qu'interne qu'ils ne trouveraient le moyen de faire pousser de cheveux sur une tête naturellement chauve, sur un genou ou à la pomme des mains, etc.

Le médecin soigne bien ses malades, venons-nous de dire, sans nul doute la nature convenablement secondée par ce médecin entendu, fait le reste. En temps d'épidémie, préférons, redis-je, habiter hors de la zône empoisonnée, même sous une tente sise au bord d'un ruisseau, et quelque misérable qu'elle puisse être, préférons-la, à un château très-confortable nent meublé, sis au sein d'un lieu épidémié. Les lambris dorés ne rendent pas la santé !

Sous notre tente, nous respirons un air frais, sain, abondant et très-vital, tandis que, dans notre palais, chaque inspiration nous empoisonne et nous rapproche de la tombe ; les instants sont donc on ne peut plus précieux, alors qu'une atmosphère toxique nous enveloppe; là, nous absorbons infailliblement le poison dont le palais n'est pas plus exempt que la plus modeste chaumière de l'endroit.

Causes de la phthisie, etc.

Voici comment je me rends raison, peut-être erronée, des causes de la phthisie et de celles de bien d'autres affections morbides!... Personne, parmi nous, ayant seulement une légère teinte de quelques études médicales, ne saurait se refuser à reconnaître quelques propriétés aux aliments, lesquels sont préparés et convertis en *chyle* par la digestion ; on ne peut nier, ce me semble, que ce *chyle*, dans son parcours, ne se mêle au sang qu'il entretient et répare ; on ne peut nier qu'il acquiert des propriétés qu'il communique partout en nous, mais la modification déterminée n'est pas égale : telle glande produit des larmes, de la salive, de la bile, de l'urine, du sperme, etc., etc., tout provient du sang et, cependant, nos diverses humeurs sont bien différentes les unes des autres, bien que prises à une source commune. Quand nos glandes ne trouveront plus, dans le sang qui les traverse, les éléments (quantité et qualité) nécessaires à leurs produits morbides, elles n'en *pourront* plus produire. N'oublions pas l'air atmosphérique sain et si salubre. (Quand une usine à vapeur manque de combustible ou qu'il est insuffisant, l'usine ne produisant plus rien, le propriétaire ferme l'établissement). Je fais cette comparaison, bien qu'il y ait entre la vie et une machine toute physique, la différence du matériel à l'immatériel. La plupart des phthisies sont le triste résultat d'un vice constitutionnel. Les enfants ne sont pas phthisiques en venant au monde, ils le deviennent en croissant : cette constitution physique est alors inégale, disproportionnée entre les parties contenantes et celles contenues. Point d'effet sans cause. Le pourquoi est facile à dire : quoi qu'il en soit, cette constitution est harmonique durant l'enfance, mais elle cesse de l'être à un âge plus avancé. Tels sont grands, maigres, ont les épaules saillantes, la poitrine est petite et disproportionnée avec le reste de la stature, leurs organes pulmonaires deviennent trop exigus pour bien fonctionner et alimenter amplement d'oxigène toute la constitution ; elle périt, languit, souffre et meurt graduellement : cette cause mène droit au meilleur traitement.

L'homogénéité de tissu, chez les animaux vivants, n'est pas plus dans la nature que l'identité de leurs fonctions. Le régime alimentaire et le respiratoire jouent et doivent jouer le plus grand rôle dans les maladies, soit comme moyen palliatif, soit comme moyen curatif ; les médecins surtout, ne sauraient trop connaître les substances alimentaires et respiratoires, les parties anatomiques des organes qui reçoivent et préparent, leurs matériaux alimentaires, leurs états normal et anormal. Si la médecine ne réussit pas toujours à atteindre son but curatif, il faut bien admettre qu'elle aide beaucoup ce qu'on nomme *la nature médicatrice*, à réussir dans son œuvre salutaire. L'homme d'une petite taille, trapu, l'homme d'une taille moyenne, tout égal d'ailleurs, me semblent généralement moins près de la phthisie que les hommes d'une haute stature : cela doit être : car les premiers à constitution harmonique, à poitrine assez ample relativement à leur taille, préparent bien et facilement la quantité nécessaire au bon état et à l'entretien normal de toute leur constitution ; la poitrine des deuxièmes (ou hommes colossaux).ne produit pas assez de sang *vital* ou oxigéné pour suffire à la consommation normale de l'homme grand ; aussi, ceux-ci sont-ils en général maigres, osseux, efflanqués, mal construits ; ils se dessèchent, deviennent phthisiques, étiques, ou hectisiques, et meurent faute d'aliments respiratoires et digestifs convenables et suffisants : on meurt plus vite, on le sait, faute d'air atmosphérique, et quand cet air est intoxiqué, que faute d'aliments sains, quantité et qualité.

Tout le traitement est ici hygiénique : une gymnastique prise au sein d'un air pur et frais, convient à presque tous les malades, mais surtout, et dans le début, aux phthisiques.

Que les parents donnent à leurs enfants leur constitition physique et morale, c'est un fait qui n'a rien, ce nous semble du moins, que de très-naturel : les enfants, et même les petits-enfants, ne sont-ils pas *pétris* de l'un et de l'autre, père et mère? Les parents sont-ils de haute stature? les enfants seront très probablement grands de taille, etc., nous l'avons dit. Cette observation générale date du commencement du monde. Les enfants de parents phthisiques, sont généralement beaux et bien portants durant leur première enfance, mais, en grandissant, leur constitution change en se rapprochant graduellement de celle de leurs parents, à la même époque ou à peu près de leur existence ; puisque les auteurs de leurs jours leur transmettent leur malheureuse constitution physique, et que cette dernière développe en eux certains états normaux, causes infaillibles des maux qu'ils doivent endurer et qui les peuvent tuer même ! constitue un effet logique des lois de la nature zoonomique ; effet devant lequel la science doit s'incliner, en faisant tout ce qu'elle pourra pour changer la vicieuse constitution des enfants. Ici, ce n'est point un germe ni autre principe morbifique qui entache les parents et leurs progénitures ; la cause existe, elle est toute matérielle; l'effet est le mal produit, et cet effet mène à la cause, qu'il faut essayer de détruire ; comme elle tient à l'organisation matérielle, faisons tout ce qu'il y a de mieux pour la changer : car cela seul est *très-bon*. On a remarqué, de tout temps, que la ressemblance était plus grande entre pères et filles, mères et fils. L'intelligence semble agir de la même façon que les ressemblances physiques. Il est encore dans la nature des choses, qu'un fils prenne et suive la carrière paternelle; mais cette carrière étant très-variable, il se peut faire qu'elle apporte des modifications favorabes aux prédispositions héréditaires et morbides, qui sautent quelquefois par dessus une génération entière; qui épargnent un enfant et tuent l'autre..... « Chassez le naturel, il revient au galop. » Il est des enfants d'un caractère triste, qui regardent langoureusement jouer leurs condisciples sans se mêler à leurs récréations, qu'ils envient ; ne dirait-on pas que, sans s'en douter nullement, ils préssentent l'arrivée d'une catastrophe dont ils peuvent être victimes? Ces pauvres enfants n'ont-ils pas tous les droits à notre sollicitude?

Voilà tout ce que nous pouvons aujourd'hui dire de la phthisie héréditaire en attendant, disons encore nos quelques réflexions sur ce triste et très-intéressant sujet :

L'hérédité morbide ne pouvant être ni vendue, ni aliénée, ni prêtée, ni déplacée, ne ressemble en rien à nos *hoiries*. Notre intelligence ne saurait comprendre les mystères de la nature normale ou anormale... il faut bien en prendre son parti et agir le mieux possible.

Sommes-nous malades? notre intelligence cherche et veut trouver le moyen de nous rendre, au plus vite, la santé; en conséquence, cette intelligence traite l'homme entier, comme une horloge ou pendule, une montre, un objet mécanique dérangés. Quelle erreur!... Laissons donc plus de latitude à la nature médicale, sachons mieux interpréter et comprendre ses tendances.

CINQUIÈME SECTION.

Goutte-gravelle. Mon traitement.

Relativement à la goutte et aux symptômes liés inextricablement à cette affection morbide, nous allons dire le raisonnement qui nous a mené à nous traiter par l'usage de l'eau *distillée aérée*. Nous finissons, en quelque sorte, notre *factum* par où nous l'avons commencé et nous redisons : Quand, dans le sang qui traverse continuellement nos glandes (rénales entre autres), ces glandes ne trouvant plus dans le liquide qui les traverse la quantité et la qualité de sels solubles voulus, nécessaires à la production des concrétions salines ; ces glandes n'en peuvent plus produire : je me suis donc mis à l'usage de l'eau *susdite;* durant mes repas, elle a toujours été rougie de vin ordinaire; mais, si ça ne m'avait pas réussi, en apparence, au moins, (il est de fait que, depuis 1866 ou 1867 jusqu'en 1872, fin d'année, je n'ai ressenti que deux ou trois petits accès courts, très supportables et que je n'ai rendu ni graviers ni petits calculs. Nous ne saurions trop le redire). Si le breuvage rougi de vin ordinaire ne m'avait vu atteindre mon but, je l'ai dit ailleurs et écrit à quelques-uns de mes amis, j'aurais mangé des aliments végétaux et animaux préparés de la manière suivante :

Infusion, ébullition ou coction de ces aliments dans mon eau distillee; cette eau, désormais chargée des sels solubles de la viande et des végétaux comestibles, devait être jetée comme impure. Enfin, le fait positif est que, depuis cinq ou six ans, époque où je me suis mis à l'eau *distillée aérée*, je n'ai ressenti aucun accès de goutte ni rendu un seul gravier : les deux ou trois petits accès dont j'ai parlé sont venus comme pour me prouver que le vice diathésique existe encore *un peu* chez moi. Cette affection est, jusqu'ici, incurable, quoi qu'en disent les ignorants, les charlatans, les crédules et ceux qui, ne doutant de rien, couvrent la quatrième page de nos journaux de leurs prétendues panacées, toutes plus à l'adresse de la bourse des malades qu'à leur affection morbide, la cure, pour le charlatan, n'a d'autre attrait.

Je prie mes amis, qui se condamneront à lire mon *factum informe* et sans ordre, de ne pas supposer que je puisse comparer une machine, toute matérielle, à la vie, toute immatérielle. Je les *prie* de bien croire que je n'eus jamais l'outrecuidance de me supposer même un écrivain passable ; mais écrire est pour moi une *manie*.

La goutte-gravelle est une affection que bien des hommes, fort intelligents et instruits, d'ailleurs, ne veulent pas plus avouer que ne le font certaines dames, dans ce cas, par trop pudiques ou par trop *Minerves*, elles ne veulent pas confesser qu'elles aient pu avoir ou ont la vérole héréditaire ou acquise; elles préfèrent le mal à la honte de l'aveu de leur secret. Jusqu'à un certain point, ça peut se concevoir de la part *d'un beau sexe;* mais un homme de cinquante ans au moins, à tout *crin*, à la tête chauve, grise ou blanche, un homme sensé, peut-il voir, dans la l'affection goutteuse dont il souffre, une maladie honteuse, ignominieuse, déshonorante, et qu'il ne peut et ne doit pas avouer !

Goutte quelquefois nécessaire à la santé.

A mon avis, la goutte-gravelle ou la goutte *seule*, est une de ces affections morbides quelquefois nécessaires à l'entretien sanitaire de la vie; cette affection se rencontre et advient principalement aux riches et à un certain âge de leur vie sédentaire et *pantagruelique*. Les pauvres, soldats, matelots, cultivateurs, ouvriers; les femmes, jusqu'après leur âge critique, n'en sont presque jamais atteintes; mais, comme nous le disons souvent : « point de règles générales sans quelques exceptions. »

Eaux minérales salines et goutte-gravelle.

Nous disons donc que la goutte est une de ces affections diathésiques qui, étant très-utile, la plupart du temps à l'entretien de la bonne santé de l'homme, ne doit pas même, si c'était possible, être guérie; elle demande à être palliée et quelquefois même rappelée pour ce résultat curatif et susceptible d'être obtenu; il ne faut faire qu'une bonne hygiène et une médecine palliatives : d'ailleurs, ce traitement convenable est bien plus facile à atteindre que la cure *impossible*, quoi qu'en dise le charlatanisme éhonté et les nombreux moyens indiqués à la quatrième page de nos journaux. Croyant bien avoir trouvé sur moi-même, goutteux et graveleux, depuis 1854-1855, jusqu'en 1866 ou 1867, époque à laquelle je me suis soumis à l'usage de l'eau distillée aérée, je confesse que, depuis lors, je n'ai rien ressenti de sérieux en fait de goutte et de gravelle. M'est avis que les eaux minérales salines, prises en vue de guérir ou au moins de soulager les goutteux et les graveleux, constituent un traitement peu accessible aux petites bourses, d'une part, d'autre part, il va à l'encontre du but proposé : car si, à la source des eaux, nous rendons avec les urines, plus de graviers et même de calculs, s'il y en a plus de formés par les diverses glandes (les reins, entre autres), c'est que l'eau que nous ingurgitons est prise en plus grande quantité que notre eau potable habituelle, et qu'elle contient tout égal d'ailleurs, plus de matières salines. Le bien-être prétendu ou qu'elles sont supposées produire en nous, n'est, à notre avis, qu'un leurre auquel se laissent prendre la plupart des médecins et des malades : je pense que si cette eau était distillée et aérée, il y aurait bien plus de cures positives et durables. Je faisais, à Saint-Pierre et Miquelon, jours et nuits, souvent glacés, un service sanitaire des plus actifs; ma forte constitution m'a permis d'y supporter l'existence pendant onze ans. Mes parents étaient laboureurs et, comme cause de mon affection goutteuse, je ne puis invoquer l'hérédité. J'ignore donc la cause déterminante de mes maux ci-dessus indiqués.

Je ne donne pas mon traitement de la goutte-gravelle comme toujours et absolument curatif; la diathèse n'étant pas entièrement éteinte en moi. Il résulte cependant de mon essai que, si je m'étais traité dès le début du mal, comme je l'ai fait depuis, la cure serait radicale je crois : c'est-à-dire que depuis longtemps je serais radicalement débarrassé de l'affection morbide dont je n'ai plus *guère* que le souvenir car je ne compte pas les quelques ruminiscences légères que j'ai ressenties.

SIXIÈME SECTION.

Eaux minérales salines et concrétions.

On croit à la vertu des eaux minérales salines pour détruire la pierre. Croyant bien que malades, médecins et autres personnages sont dans une erreur qui date de plusieurs siècles, lesquels semblent sanctionner leur manière de voir, quoiqu'on en dise, voici la mienne :

Ma manière de voir sur ces eaux et les limonades bicarbonatées.

Les malades qui vont aux sources pour faire disparaître leurs maux ou du moins pour en rendre les accès plus supportables et plus rares, je pense que ces malades (goutteux et graveleux) font réellement tout l'opposé de ce qu'ils devraient faire pour aider la cure ou au moins pallier leurs maux. Pourquoi? C'est que l'usage de ces eaux dans le but ci-dessus serait illusoire, car, suivant moi, il augmente et *doit augmenter* les matériaux voulus pour former les concrétions ou faciliter leur genèse Le malade en traitement par les eaux minérales salines et autres, *même les* sulfureuses, par exemple, expulse plus facilement, excrète de plus volumineux calculs. Ni les eaux minérales salines, ni les limonades carbonatées n'ont, je crois, jamais eu la propriété de dissoudre les calculs développés dans nos organes, croire le contraire, est une erreur suivant moi : leur usage est encore très répandu et je suis un de ceux qui, à cet effet, en proscrivent l'usage. Sans nul doute, les eaux minérales, les eaux bicarbonatées influencent notre circulation mais jamais notre sang quelque saturé qu'il puisse être, du sel ci-dessus, ne pourra dissoudre un calcul n'importe où il réside en nous, et tout égal ; elles (ces eaux) n'en favorisent pas plus l'expulsion que ne le ferait la même quantité d'eau potable habituelle ; la première eau contenant *à parties égales*, plus de sels, nos organes en font davantage ; la quantité d'eau bue, l'exercice prescrit favorisent la sécrétion de nos humeurs et l'expulsion des graviers et des calculs ; c'est au moins très-logique ce me semble. La quantité d'eaux minérales bues est la cause des phénomènes produits et de l'erreur curative. Les malades en général pensent que, parce qu'ils rendent de moins en moins de calculs, il n'y en aura plus .. quelle pauvre illusion ! Il n'y en a plus, c'est vrai, pour le moment ; mais peu de temps après leur traitement, il s'en reforme d'autres, les aliments contenant toujours les éléments voulus et la circulation continuant à se faire, *ad usum*, il se formera des concrétions et il s'en formera tant que nos reins, par exemple, trouveront dans le sang qui les traverse en abondance et sans cesse, les éléments convenables (quantité et qualité).

Réflexion personnelle.

Le bon public est persuadé que telle ou telle source de la même localité, guérit, telle ou telle affection morbide ; c'est pour eux une panacée... ? erreur ! Nous pensons que la localisation curative des eaux minérales n'est pas plus dans la nature que ne le sont les fâcheuses *localisations* morbides externes ou internes. Nos pères ont accompli des choses admirables, sans nul doute ; mais ils se sont trompés quelquefois, et parce qu'une erreur est antique, ne doit-on pas la signaler ? Faut-il l'encourager, l'entretenir ?

Influence des aliments sur notre être.

Personne parmi nous, ayant quelques connaissances en médecine ne saurait nier l'influence des aliments solides et liquides sur nos organes, sur la production et les qualités du chyle, du sang et de tout notre agrégat; si les éléments des calculs et des pierres ne sont plus dans le sang en quantité voulue, nos glandes n'en pouvant plus trouver dans ce sang, n'en feront plus; c'est évident.

Si mon raisonnement est vrai, le hasard et lui, auront servi à quelque chose, car le fait est que, depuis six ou sept ans que j'ai eu la constance de suivre mon facile et peu dispendieux traitement, je n'ai rien vu en moi, en fait de graviers, calculs, coliques néphrétiques ou néphralgiques.

Sécrétions normales et anormales.

Toutes nos matières sécretées et excrétées partent du sang et le purifient. Toute matière absorbée va à notre liquide vital en circulation augmente sa quantité, la répare et la purifie : ses pertes nutritives et autres, étant composées par l'absorption interne ou externe; le liquide modifie donc l'économie matérielle entière et *non une seule partie*. Tout aliment fait du chyle, lui donne quelques propriétés qu'il transmet au sang, lequel modifié, porte un peu de cette modification à l'économie. Le médicament modifie mais ne fait pas de bon chyle et ce médicament modifié, n'agit pas partout d'une façon uniforme, il agit plus, ce nous semble, sur une glande, un tissu que sur un autre. Tout poison peut tuer, et prescrit, il augmente la dose de celui qui, déjà, nous rend malades, modifiant à sa façon l'économie vivante; je le voudrais voir bien moins prodigué dans les maladies.

Telle ou telle nourriture pour les animaux (domestiques surtout) ne produit-elle pas tel ou tel effet de constitution, cherché? J'ai cru à mon hypothèse et ai agi conformément sur moi-même, j'ai traité ma goutte isolée, ou annexée à la gravelle et dépendances : rhumatismes, lombalgies, etc., tous accidents morbides survenant à l'époque critique de la vie des hommes, époque critique un peu plus grave chez eux que chez les femmes. Si l'eau distillée aérée seule n'avait pas suffi pour me faire atteindre mon but, j'aurais mangé mes aliments animaux et végétaux infusés, cuits ou bouillis dans mon eau distillée qui doit être rejetée comme impropre à notre traitement ; elle est impure en effet, puisqu'elle contient tous les sels solubles des corps infusés, bouillis ou cuits, désirant que mon chyle et mon sang ne continssent plus autant de sels qui peuvent altérer dans leur composition normale et faciliter la formation des concrétions, je me suis mis à l'usage de l'eau distillée aérée. Les aliments dont nous venons de parler, (cuits ou bouillis), peuvent être mangés au besoin, et je pense, sans nul inconvénient sanitaire, puisqu'ils ne contiennent plus de sels solubles et que suivant mon hypothèse, les glandes ne peuvent opérer de concrétions salines, qu'autant (je suppose) que la dose de sels choisie dans le sang qui les traverse incessamment, est assez considérable pour les former. La quantité deces sels introduits, modifiant le chyle et le sang, facilite le choix des éléments propres à former les concrétions, et pour cette formation, il nous semble qu'il en faut une quantité proportionnelle voulue, si cette quantité n'est plus dans le liquide *sang*, aucun tissu ne pourra l'y trouver.

Usine et concrétions comparées.

Une usine à vapeur qui manque de combustible s'arrête, et l'établissement ne rapportant plus rien est fermé jusqu'à nouvel ordre. Eh bien ! suivant moi, il en est de même relativement à la formation des concrétions salines; non pas que je compare une machine toute matérielle à la vie toute immatérielle c'est impossible, aussi n'entendons-nous que leurs effets produits? Les moteurs sont très différents puisque l'un est x, ne se doivent point comparer.

L'expulsion ou l'élimination des concrétions salines, a lieu par les voies naturelles et cela lentement et douloureusement avec des instants d'arrêt dans les canaux, et la plupart du temps, par les seuls efforts de la nature souffrante et gênée : celle-ci s'épuisant en vain est-elle insuffisante pour atteindre le but désiré? Le médecin opérant vient à son aide et dans tous les cas, il ne doit pas perdre de vue qu'il n'est que son auxiliaire.

Avoir expulsé un corps devenu étranger, ne constitue pas toute la tâche du médecin, il faut encore qu'il trouve le moyen d'épuiser et de détruire la cause ou le principe du mal ; ceci est nécessaire, le malade n'étant guéri qu'autant que le mal ne se reproduit plus, du moins, durant un certain laps de temps impossible à justement apprécier. J'ai tenté d'obtenir ce double but par mon traitement anti-goutteux et anti-graveleux et je crois avoir réussi : c'est ce qui m'a engagé, coûte que coûte, à l'écrire tant bien que mal. *Scripta manent, verba volant.* Goutteux et graveleux, il y a six ans et plus, que je me suis soumis à mon traitement et je déclare hautement encore n'avoir pas rendu un seul petit gravier, ni éprouvé une seule colique néphrétique, ni un seul sérieux accès de goutte : deux ou trois petites atteintes goutteuses sont venues, je l'ai déjà dit, comme pour me prouver que l'état diathésique ou latent était encore *un peu* en moi : me trouvant aussi bien que possible de mon eau distillée aérée, j'en use encore, mais seulement de quelques grammes (15 à 20) à mon dessert.

SEPTIÈME SECTION.

Ebauche. — Quelques-unes de mes principales observations médico-chirurgicales, durant mon séjour de onze ans (1848-1859 sans désemparer), aux îles Saint-Pierre et Miquelon.

Avant de se permettre de modifier, changer, supprimer un usage antique, il faut l'avoir bien étudié ; ensuite, seulement, on peut agir en conséquence.

Lit de misère, Saint-Pierre et Miquelonnais.

Quinze heures environ, avant les premiers symptômes de l'accouchement, le mari, les parents ou les amies dressent habituellement le lit *de misère* et choisissent la place la plus convenable de l'appartement, il va sans dire que l'accoucheur est consulté sur cette disposition ; voici comment on agit :

Six chaises solides et communes sont disposées, trois de chaque côté, les sièges se touchant en dedans, forment le fond du lit ainsi converti en une seule pièce comme un meuble sans dossier ; généralement il est appuyé contre une cloison, une *murette*, et cela sans y être fixé.

Une cordelette assez longue, *ligne de pêche* à morues, « toutes les maisons des pêcheurs en sont amplement pourvues. » fixe l'une à l'autre, les trois paires de chaises susdites et de la façon suivante : au bas du premier montant de la première chaise de tête, en bas et à la même hauteur du siège et de la même façon pour toutes, sont déroulées, deux tours de la gleine portée de la même manière à la deuxième chaise, à la troisième, à la quatrième, à la cinquième, à la sixième où la vieille cordelette est fixée par un nœud marin. La ligne cordelette a donc fait tout le tour de la *carcasse* du lit.

Barre obstétricale.

Au bas, on passe entre les montants verticaux de la paire correspondante, une barre transversale d'environ cinq ou six travers de doigt, c'est un madrier, une planche, peu importe la forme et la longueur, c'est sur la partie antérieure de cette barre que se passent tous les efforts musculaires de la patiente durant la parturition, efforts non seulement des membres inférieurs mais encore des supérieurs et des autres muscles ; les extrémités inférieures poussent en arrière, les supérieures tirant en haut, font une force *quasi* égale, s'annulant. Les organes génitaux se trouvent placés entre ces deux puissances offrant au *fruit* un passage presque libre; ce passage est naturellement bien lubrifié et glissant : état de choses qui facilite considérablement la sortie du fœtus. C'est absolument par le même mécanisme qu'ont lieu accidentellement, les hernies abdominales ; ainsi, force musculaire et expulstrice haut et bas, faible résistance au milieu, sortie favorisée.

Serviettes de la barre.

Durant les crises expulsives de la patiente, celle-ci avait besoin de crocher un corps solide dans le but de faciliter l'opération ; nos mains se présentaient naturellement ; mais alors occupées, elles ne pouvaient plus nous servir pour manœuvrer quand besoin était. C'est pour obvier à ce grave inconvénient que je fixai à chaque bout de notre barre transversale que nous avons nommée *obstétrique*, une serviette qui, était nouée en dedans de notre barre obstétrique ; les deux serviettes étaient étendues sur le lit : au moment des crises, (*brouées* des accoucheuses de Saint-Pierre et Miquelon). La patiente n'avait plus qu'à les saisir ; ce petit adjutoir m'a parfaitement réussi pour compléter le lit de misère du pays. Telle est la seule modification que j'ai pu et dû y apporter.

Sur le fond de ce lit, aussi commode que temporaire, on place une paillasse contenant des *ripes*, *dolures* fines ou *rubans* de varlope, au lieu de paille, fort rare dans le pays. On dispose cette *paillasse* le plus commodément possible pour l'opération. Le corps de la patiente doit reposer horizontalement, sa partie postérieure est modelée, en quelque sorte, sur la paillasse. Au-dessous des parties génitales, je pratiquais un creux ou endroit déclive, qui me permettait de monœuvrer, de recevoir l'enfant, d'en faciliter la sortie, de le déposer en endroit sec et hors des macules; je coupais le cordon, ordinairement entre deux ligatures; le premier air atmosphérique ambiant respiré me semblait alors moins impur et plus frais. La malade avait la tête reposée sur un ou deux oreillers de plume, qu'elle manœuvrait à volonté.

Tel est le lit complet de misère du pays ; à mon avis, c'est le plus commode, le plus simple et le plus avantageux de tous ceux que j'ai vus et étudiés.

Placenta, rupture accidentelle du cordon. Manœuvre.

A propos de l'accouchement *basquais*, nous causerons un peu de la délivrance à la bouteille ; mais avant, nous dirons que la rupture du cordon, qu'elle soit due à sa faiblesse, à sa mauvaise insertion placentaire, aux tractions trop fortes ou mal entendues du médecin accoucheur, n'en a pas moins accidentellement lieu ; mais, dans tous les cas, ça m'a paru un très petit accident qui ne doit pas beaucoup nous inquiéter : car le placenta est détaché de l'utérus, quoi qu'un peu pressé de toutes parts par ce viscère, sur le museau de *tanche*, dont il peut obturer l'ouverture : ou bien il est arrêté dans l'utérus, où, en même temps, il est *en partie* dans la matrice et dans le vagin. Dans le premier cas, il faut le repousser dans l'utérus, d'où on le retire avec facilité, pour peu qu'on observe quelques précautions. Dans le deuxième cas, les doigts index et médius, recourbés en crochet, peuvent, sans inconvénient, je crois, être enfoncés dans la substance toujours peu consistante du viscère, entièrement détaché de l'utérus et servir à l'extraire ; quand le cordon est rompu, les doigts enfoncés et recourbés en croc servent, comme nous venons de le dire, aux mêmes usages extractifs que le cordon lui-même. Cette pratique m'a rendu de grands services durant huit ans, et cette opération me semble n'avoir nul inconvénient, puisque ce placenta ne tient plus aux parois de l'utérus.

Une seule fois, dans un cas d'hémorrhagie utérine, je me suis servi du placenta pour obturer le museau de tanche ; cette petite opération me réussit en grande partie.

Appelé pour accoucher une primipare, jeune, forte et belle anglaise, je trouvai le fœtus en travers et presentant le bras ; la version nous fut impossible, même après plusieurs tentatives ; un jeune confrère m'aidait on ne peut mieux, nous ne pûmes, en aucune façon, nous servir du forceps : le fœtus, à terme, ne vivait plus depuis cinq à six heures et, après des efforts incessants, puisque les mains de mon jeune collègue remplaçaient les miennes de façon à n'avoir jamais de retrait faital ; nous eûmes le bonheur de tirer le cadavre *entier*. Après dix à douze jours, la mère fut entièrement remise sans le plus petit accident.

Donc, dans cette déplorable position, l'accouchement ne serait pas toujours et absolument impossible?

Accouchement au rat.

Chez une française jeune et forte, le fœtus était mort depuis environ quatre ou cinq heures, presque inertie complète de la matrice! Fatigué d'attendre et de manœuvrer depuis vingt-quatre heures, et n'en pouvant plus de travail et d'insomnie, enveloppé dans mon manteau (nuit, température très-basse), je m'étendis sur le plancher, derrière une porte. Un instant après, un bruit tout particulier me fit lever en sursaut, et j'aperçus la patiente aux traits décomposés par les longues souffrances, l'insomnie et la frayeur. D'un seul bond, la jeune femme avait sauté à bas de son lit et, très-agitée, elle marchait sur le plancher. Voici la cause de ce bruit spécial : « Un gros rat voulant « traverser au plafond (le dos en bas), venait de chuter « sur le ventre de la patiente qui, ayant eu grand'peur, « poussait des cris répétés par l'assistance. La ma- « lade ne voulait plus remonter sur son lit de misère, elle « céda cependant à nos instantes prières et se remit en « place ; un moment après, je recevais le cadavre du « fœtus : voilà ce que j'ai désigné sous le nom d'accou- « chement au *rat*. »

Le sentiment de la peur, la première et forte secousse, et toutes les autres ensuite, provoquèrent de nouveau des contractions expulsives *éteintes;* avec leur aide, je pus avoir le corps étranger.

Moyen facile de retirer le placenta, ce qui complète la parturition.

Je venais d'accoucher une fort belle basquaise, où

tout s'était passé de la façon la plus heureuse et la plus naturelle ; je me disposais à opérer quelques tractions sur le cordon pour extraire le placenta et achever l'accouchement qui, jusqu'à expulsion ou extraction, est incomplet, suivant nous. La malade, voyant peut-être quelques inconvénients à l'opération, me pria, avec son accent tout pyrénéen, de ne pas tirer sur le cordon pour extraire le délivre : il viendra bien seul, me dit-elle. Je cessai toute manœuvre, et voici ce qu'elle fit : elle me demanda une bouteille vide, en verre ordinaire, propre et sans bouchon, je la lui fis donner; elle se mit à l'emboucher et souffla dedans de toute la puissance de ses vastes poumons ; sur ces entrefaites, je reçus le placenta et ses annexes. Trouvant le procédé *basquais* fort de mon goût et plus parfait que tous les autres moyens mis en usage *ad hoc*, je l'ai toujours prescrit à l'occasion; quoique je comptasse déjà 180 ou 200 accouchements dans ce petit pays; j'en fis encore 3 ou 400 autres. Plusieurs fois, il m'était advenu de rompre le cordon à ses insertions au placenta, soit que je fusse maladroit, soit que ce cordon fût malade ou mal inséré par des attaches très-débiles, verticales et obliques, comme les barbes d'une plume sur leur tige ; ce léger accident n'avait pas laissé que de m'occasionner, la première fois, de poignantes inquiétudes, j'en avais triomphé en bien secondant la nature. Quelquefois, le placenta demeura de un à trois jours dans le canal vulvo-utérin et, s'y décomposant, il exhalait une odeur infecte de putréfaction. Je n'eus jamais d'accidents sérieux à combattre, je redoutais en vain la résorption des matières liquides provenant de sa putréfaction, il n'y eut jamais d'intoxication. Pour extraire les secondines; voici le raisonnement que je me fis alors : le placenta est alors bien détaché de l'utérus. Chez une autre grande basquaise, il y eut, aussitôt après la parturition, une hémorrhagie très-violente ; je l'avais opérée peut-être en détachant forcément quelques adhérences utéro-placentaires. J'engageai une portion de ce viscère dans le museau de tanche (ouverture utéro-vaginale), ce bouchon placentaire n'obturait pas hermétiquement, et le sang coulait encore malgré mon seigle ergoté et mes injections froides et acidulées ; j'entourai l'abdomen et recouvris le bas-ventre, le haut et la partie interne des cuisses avec de la neige qui, d'ailleurs, tombait en abondance ; le tout fut maintenu pendant vingt-quatre heures : ce réfrigérant nous sauva, l'hémorrhagie cessa, et les *secondines* ou *délivre* vinrent *seules;* je fis le pansement, et tout s'arrangea pour le mieux.

Je ne vois pas de motifs pour ne pas user du *souffler* dans la bouteille, non-seulement dans le but de réveiller et de faciliter les efforts expulsifs mais encore dans celui des accouchements trop lents, douloureux et agaçants, dits par les femmes du pays : *Accouchements par les reins.* Je pense que ce moyen proposé par moi, serait plus certain que celui de provoquer des contractions utérines par les breuvages connus (1851).

Durant mon séjour à Saint-Pierre et Miquelon, je lisais le journal des accoucheurs de Boston et environs ; dans je ne sais plus quel numéro, je vois : Le docteur X.., use avec beaucoup de succès et depuis longues années, de la neige et de la glace comme substitutifs de l'ergot de seigle et dans les mêmes occurrences obstétriques ; je m'applaudis d'avoir usé de son moyen. Jusque-là, il

Glace, substitutive de l'ergot de seigle dans certains accouchements.

m'advenait de prescrire assez souvent même, l'ergot de seigle maïs ; en 1856 ou 1857, j'y renonçai pour n'user que des moyens substitutifs indiqués ; en été, je prescrivais de petites gorgées d'eau très-froide, je m'en suis bien trouvé.

Ce moyen m'a semblé bon, nullement dangereux, les patientes en sont gourmandes ; je m'en suis servi dans les hémorrhagies utérines avec des résultats aussi satisfaisants.

Hameçon-Forceps.

Dans un accouchement pénible et long, le fœtus était mort depuis quelques heures ! inertie utérine ! Je travaillai très-longtemps pour extraire le cadavre, des accidents formidables éclampsiques survinrent et ne me permirent plus aucun délai pour opérer afin d'atteindre mon but ; mes mains fatiguées ne pouvaient plus me servir et je ne pus appliquer qu'une des branches de mon forceps ; la présentation était bonne et avec le doigt, je pouvais toucher le sommet de la tête du petit cadavre. Depuis longtemps déjà arrêté dans son parcours, rien ne put ranimer les contractions ; Mme veuve H..., femme habile et hardie. fort intelligente, quoiqu'elle ne sut ni lire ni écrire, et sachant bien ce que je désirais faire, me présenta, dans mon but extractif, deux hameçons de pêche à morue, leur dardillon limé et lissé, en faisaient deux petits crocs aigus. Il n'y avait nul inconvénient à en user sur un fœtus *cadavérisé*, aussi en usai-je largement et avec un succès qui ne se fit pas attendre ; mais quelle infection et quel écoulement abondant suivirent l'accouchement ! Je me servis des deux hameçons attachés à un bout de petite corde, nommé *avançon*.

C'est ce que j'appelle *hameçon-forceps* Dans l'espace

de trente-quatre ou trente-cinq jours, la jeune mère fut entièrement remise. Longues années, je conservai dans mon arsenal chirurgical, les deux petits forceps-hameçons ci-dessus, vu le peu d'espace qu'ils occupaient.

Ceinture obstétricale.

Cette ceinture dont je fus l'ouvrier, n'est autre chose que notre classique ventrière, pouvant se serrer et se desserrer à volonté au moyen de sous-cuisses fixées par des courroies organisées de la même façon, au moyen de boucles antérieures. J'attache une haute importance à cette ventrière préventive des plis abdominaux et vergetures que laissent généralement les couches ; elle est aussi un moyen de comprimer légèrement et de fixer les intestins proprement dits. Elle double la résistance des parois abdominales ; jamais je n'ai vu advenir d'éventrations, de hernies depuis que j'en ai usé.

Méconium et vêtement.

Comme on sait, toujours l'enfant vient au monde entièrement oint d'une couche plus ou moins épaisse d'un enduit gras (méconium). Les accoucheuses du pays conservent avec soin cette enveloppe, au lieu de l'enlever avec des lotions d'eau tiède simple diversement aromatisée ou non ; elles emploient une éponge douce ou du linge usé et fin, plus ou moins humide pour enlever *seulement* les tâches de sang et autres souillures. Nos accoucheuses de Saint-Pierre et Miquelon, trouvent, comme nous, à cette manière de faire, un avantage immense ; leur but m'ayant paru exempt d'inconvénients, je l'ai approuvé, j'en ai usé et désormais j'en userai partout. Cette pratique a pour effet de mettre le nouveau-né à l'abri des injures de l'air atmosphérique ambiant, quelquefois très froid. Cet enduit si justement respecté, constitue, en effet, un vêtement naturel on ne peut plus propre à conserver la chaleur du nouvel être et à l'entretenir. L'enduit se détache peu à peu et tombe par écailles, l'enfant présente alors une peau rougeâtre et susceptible de supporter, sans inconvénient, le contact atmosphérique, ses linges et autres vêtements.

Bottes dites de pêche.

L'usage des bottes de pêche a bien ses avantages, sans doute; mais son exagération, mais l'usage fantaisique qu'en font généralement les pêcheurs encore jeunes, le rend vicieux ; j'ai vu des pères de famille riches et très haut placés, en orner leurs enfants durant les hivers. L'énorme tige de ces bottes est serrée par un lien quelconque, à la cuisse ou au jarret; cette ligature gêne la circulation veineuse et devient cause des varices nombreuses qui altèrent la plupart du temps et estropient le matelot pêcheur, homme excellent et dévoué, mais indifférent, entêté et ignorant ; se noyant accidentellement à la mer, pour avoir suivi la mode, voulant, faute de succès ridiculiser cette *mode ;* « je demandais aux per-
« sonnes avec lesquelles j'étais en relation affectueuse, la
« différence qu'il y avait entre leurs *petits* et les nôtres ;
« c'est, disai-je, que les vôtres viennent avec une paire de
« bottes de pêche aux jambes et que les nôtres viennent
« tout nus. » Inutile de dire que je faisais la demande et la réponse.

J'ai vu des pêcheurs, se vantant d'être restés deux ou trois mois sans avoir enlevé leurs bottes, même pour dormir.

Cheveux longs des pêcheurs.

L'usage du pays était de garder des cheveux longs, luisants et bien lissés, coquetterie maternelle à l'endroit de ses *héritiers*. Ces jeunes marins, accidentellement à l'eau de mer, se noyent parce qu'ils sont *souvent* aveuglés par leurs cheveux roidis, longs et mouillés ; ils se noyent parce qu'alors, n'y voyant plus goutte, ils ne peuvent aborder le lieu qu'ils avaient choisi ; telle est la cause de ces graves et fréquents inconvénients accidentels ; cette mode des cheveux longs a été blâmée par nous et nos amis.

On me permettra de citer l'observation suivante ; car, comme les autres, elle pourrait être de quelque utilité dans la pratique, quoique mes observations soient, à dessein, dépourvues de la partie scientifique plus ou moins hypothétique. Un enfant de 7 à 8 ans, fils de feu mon ami F***, était pris depuis plusieurs jours à 4 heures du matin de douleurs subites à la tempe et à la face ; il s'éveillait en poussant des cris lamentables. Ni parents, ni amis, ni moi, ne pouvions le soulager en rien : de guerre lasse, je prescrivis au père, pour son fils, le moyen suivant : appliquer *illico* sur la partie douloureuse, une poignée de neige ; c'était durant nos longs et rudes hivers, la neige remplissait la cour ; heureux essai qui vit disparaître de suite le mal. Quoique ce mal, ou l'accès, eût disparu, je fis pour le lendemain à la même heure, la même recommandation, c'est-à-dire l'application du *cataplasme* de neige, que l'accès nerveux fut venu ou non, mais il avait disparu pour toujours !

Moule de St-Pierre.

La moule *perlière* de Saint-Pierre « *modulus edulis* » s'y trouve en assez grande abondance et ces bivalves servent beaucoup à la nourriture de nos pêcheurs et de leurs familles; elles produisent rarement des accidents toxiques ayant quelque importance Je n'en ai remarqué dans la colonie, qu'en juillet et août : chacune de ces moules contient une ou plusieurs *perles* irrégulières ; pensant qu'elles pourraient être utiles aux pêcheurs pour orner des bijoux, j'en envoyai une petite boîte à M. l'Inspecteur général (Quoy) qui eut la bonté de faire examiner les perles contenues par un joailler ; il lui répondit que le commerce n'en pourrait rien faire, que ce vulgaire carbonate de chaux était parfaitement inutile au luxe.

Champinions St-Pierrais.

On croit généralement dans le pays que les champignons qui y poussent sont innocents et bons ; les familles basquaises surtout, usent de ces cryptogames. Je ne pense pas qu'on doive se fier à leur apparence, leur usage ayant déterminé des accidents toxiques graves dans deux familles venant de France, tous les membres (5 ou 6) furent atteints du même coup; ces Pyrénéens, en s'abstenant de manger ces champignons, agiront très prudemment. Un de mes amis (feu B***) allant à cheval déjeûner sur les bords d'un étang, en apperçut plusieurs, il descendit, en croqua un seul, il éprouva de subits et graves accidents. C'était un *Basquais !*

Têtes de morues Salées, conservation, exportation.

Voyant le nombre et le volume des morues diminuer sensiblement, je voulus établir une compensation à cette perte ; à cet effet j'expérimentai sur la tête, partie peut-être la plus délicate et nutritive ; je voulus faire saler, préparer et exporter ces têtes, mais à cause du fisc colonial des Antilles françaises, mon projet ne réussit pas.

Je tentai aussi, avec le même insuccès, de préparer et de conserver le *capelan*, si abondant durant 8 ou 10 jours de chaque année, comme on traite nos sardines en France.

Huile de foie de morue frais.

Un heureux hasard que voici, avait perdu un foie frais de morue; tombé sur un gros gallet chauffé par un soleil de juillet, de onze heures à une heure du jour, ce hasard et l'influence d'un beau soleil sur ces deux corps fit couler l'huile du foie sur ce caillou poli ; ce qui voyant, je goutai l'huile et je tentai de l'extraire artificiellement ; à cet effet, je fis nettoyer des foies frais et les plaçai dans un chaudron convenablement chauffé au bain-marie ; je réussis au-delà de mes désirs : un de mes amis, M. Litt***, me prêta son intelligent et bienveillant concours, j'obtins un parfait succès. (1836, à Saint-Pierre).

Cette huile est on ne peut plus pure, elle ne conserve qu'un goût médiocre de poisson et elle m'a paru, sinon meilleure, au moins aussi avantageuse *médicalement* que celle préparée par la fermentation putride, ou *huile brune* ; j'en ai beaucoup usé avec des succès réels dans ma clientèle ; j'en donnais de 20 à 25 grammes aux enfants atteints du carreau ; les phthisiques en avalaient sans *sourciller* « une ou deux cuillerées à bouche, dans les 24 heures. »

La société médico-pratique de Paris doit avoir encore mon rapport médical *ad hoc*. J'y considérais l'emploi de notre huile, à doses modérées, pour qu'elle ne fut pas purgative, comme aussi récorporatif que l'excellent jus de côtelette : cette huile est devenue une de nos branches de commerce.

La société médico-pratique m'envoya gracieusement l'honorable titre de médecin correspondant.

Sangsues St-Pierre et Miquelon. Conservation à ciel ouvert et propagation.

Il y a bien dans la boue noire des ruisseaux de Saint-Pierre et Miquelon, quelques rares et innocentes sangsues (dites pied de cheval). Les habitants et étrangers à la colonie mais y résidant, en conservent inutilement au point de vue médical. Ils les conservent dans de grands bocaux en verre blanc, ordinairement. De temps à autre, ils essayent de les appliquer à leurs malades, alors qu'ils le jugent à propos, et pour les faire *mordre* ils les tourmentent de mille façons différentes et *ridicules* ; ils se les prêtent obligeamment, ou quelques habitantes qui en font spéculation, les louent pour une somme très modique, mais le tout est foncièrement inutile puisque ces annélides possèdent une denture impropre à entamer la peau, disposition encore ignorée de *quelques-uns* de nos braves et bons Saint-Pierre et Miquelonnais.

Il advient (ce qui est assez rare) que nos *hirudinées* indigènes laissent à leur place et quelquefois les nôtres aussi, des petits points ulcérés, des rougeurs, des boutons ; dans ces cas rares, nos bonnes commères ne manquent jamais de dire que ces innocents, (en celà du moins), annélides sont vénimeux, et voilà comme on accuse les candides qui ne peuvent se défendre !

Notre sangsue, (*hirudo médicinalis*), transportée de nos arrondissements maritimes, très-bien conditionnée et soignée durant le voyage, est destinée à notre approvisionnement annuel ; cette sangsue, disait-on, ne peut vivre ni être conservée, ni se propager dans ce pays, en plein air ; eh bien, je crois avoir démontré le contraire et de la façon suivante : En fin d'été, dans le tourbe et les rocailles de l'humide et vaste cour de nos hôpitaux, je fis pratiquer une mare d'eau commune, profonde de 1 mètre 50, avec deux ou trois îlots en terre ensemencés d'herbes propices ; j'y fis déposer une centaine de nos sangsues conservées dans la pharmacie depuis un ou deux ans. Ces hirudinées y passèrent l'hiver, sous l'eau glacée jusqu'à environ huit centimètres de profondeur; cette glace fut couverte durant tout l'hiver de plus d'un mètre de neige. Au retour de la belle saison, après la fonte des neiges et des glaces, nous vîmes dans cette eau claire, des sangsues nager à toutes profondeurs; elles avaient l'air de se bien porter; je fis vider ce *trou* imparfait, mais il n'y avait plus que 7 à 8 sangsues, toutes les autres avaient disparu sans laisser nulles traces, même dans la terre qui était devenue mon bocal d'expérience. Sans doute, comme rien ne les empêchait de s'en aller, elles avaient fui par les ruisseaux voisins.

Le dernier ex-pharmacien en chef de la colonie, M. M***, qui y vient de passer trois ans, m'a dit avoir examiné *lui-même* les fuyardes et qu'elles étaient bien plus nombreuses que lors de leur fuite, (il y a 14 ou 15 ans). Elles furent trouvées par son frère, directeur du télégraphe; elles avaient fui ensemble en remontant les légers courants et se trouvaient à environ 150 mètres vers le Nord, au pied de ce qu'on nomme la *Montagne*. Par ce fait inattendu, mon expérience est complète, ce qui prouve que nos sangsues officinales transportées de France à Saint-Pierre et Miquelon, y peuvent être conservées à ciel *ouvert*, en plein air, y vivre pendant les hivers et même s'y propager.

Le fait est que, toutes nos recherches, même les plus minutieuses, furent vaines; ni sangsues cadavérisées, ni débris nulle part. Nous pêchâmes les 7 à 8 existantes, elles étaient en bonne santé, fortes, agiles et belles; j'en pris deux au hasard, je les appliquai *illico* sur mon avant-bras, devant toute la commission nommée en vue de l'opération; ayant grand appétit elles prirent de suite.

Le procès-verbal de cette opération doit être conservé dans les archives de la colonie.

« Une personne entendue, commerçante, ne pourrait-elle pas se livrer, là, à l'éducation de nos hirudinées, les vendre non seulement à Saint-Pierre et Miquelon, Saint-Jean de Terre-Neuve, mais encore au Nord-Amérique. Le gouvernement colonial ne pourrait-il pas favoriser cette exploitation nouvelle en demandant et obtenant la concession temporaire de l'un de nos étangs, qu'on ferait entourer d'un sillon rempli de sable de mer? »

Chionomètre.

Voulant mesurer et peser la quantité de neige qui tombe annuellement à Saint-Pierre, je fis faire, à cet effet, deux instruments gradués, en planches communes, avec auvent intérieur pour empêcher la neige d'être emportée par les tourbillons du vent; je désignai ce nouvel instrument sous le nom de *chionomètre*. Mes expériences nécessitant beaucoup de mon temps, soit pour peser, soit pour faire fondre la neige, ne me permirent pas de continuer mes opérations. D'ailleurs, j'y fus très-peu encouragé par M. l'Inspecteur général. Je n'expérimentai que durant douze jours. Quoique très-bien secondé par tout le personnel sous mes ordres, j'aime à citer les noms de sœur Victoire et d'Egasse, actuellement pharmacien de 1re classe de la marine.

Durant tout mon séjour à Saint-Pierre et Miquelon, je fis des observations météorologiques quotidiennes (quatre ou cinq fois le jour, à des heures prescrites). J'organisai mon petit observatoire entre deux grandes fenêtres, au premier étage, côté nord des hôpitaux. Je ne sais plus à quelle hauteur du niveau moyen de la mer : mes observations avaient pour but principal, les variations de température au point de vue médical. Mes subordonnés mirent à ce travail constant, un zèle et une conscience énormes, bien dignes d'éloges, et dont une bonne portion revient encore à sœur Victoire et à Egasse, alors pharmacien de 3me classe.

On ne me fera pas, j'espère, l'injure de croire que, dans divers accidents auxquels j'ai remédié, autant que possible, en secondant la nature de mon mieux, je n'ai vu que des lésions locales : *lotus unus.*

Sonde métallique rompue, une partie demeurée dans la vessie.

Un pêcheur de morue, matelot du commerce, venu du Havre-de-Grâce, à Saint-Pierre et Miquelon (1855). Il était fort, jeune et vaillant. Une constriction morbide et spasmodique du canal de l'urèthre, l'amena aux hôpitaux; je sondai, pour évacuer la vessie trop remplie, et aussi pour constater les dimensions et la profondeur du rétrécissement : je plaçai dans le canal une sonde dilatante, opération que je faisais deux fois par jour: tout allait au mieux. Je sondai le malade, et lui priscrivis de laisser la sonde en place durant 30 ou 35 minutes; je lui recommandai de demeurer dans son lit, sans remuer. Je le quittai pour aller dîner, et, au bout d'un quart d'heure, environ, un infirmier vint m'informer que le malade ayant fait quelque mouvement, sa sonde s'était brisée; qu'une moitié était sortie, et que l'autre était demeurée dans la vessie. Je me rendis sur le champ auprès du malade, je constatai que ce que m'avait dit l'infirmier n'était que trop vrai. Le patient avait été tout d'un coup irrésistiblement poussé par un besoin pressant d'uriner ; ne voulant pas satisfaire ce besoin et salir son lit, il se leva, la sonde se brisa et 12 ou 15 centimètres de cet instrument métallique demeurèrent dans la vessie ; mais, ne pensant pas que ce viscère pût loger une telle longueur, je crus le corps étranger en partie dans la vessie et en partie dans le canal uréthro-vésical.

En sondant, je craignais de pousser tout le fragment dans la vessie et, dans ce but, j'agis *doucement ;* le lendemain, à la visite du matin, j'avais appelé en consultation deux de mes collègues des navires de guerre mouillés en rade et, alors, je fus plus audacieux, et nous constatâmes la présence du corps étranger dans la vessie, sa forme, sa direction, sa brisure : comme le patient était sans souffrances, et qu'il urinait *moyennement* bien, j'attendis au lendemain matin pour opérer la cystotomie. Dans la nuit survint une péritonite très-aiguë et des plus intenses. Ce nouvel accident, très-imprévu, et l'état général du malade, me firent surseoir à l'opération. Le traitement fut aussi énergique qu'efficace. Avant d'avoir reconnu le corps dans la vessie, et le croyant en partie engagé dans le canal, j'avais fait construire, par l'un de nos amis, feu Joseph D***, un instrument fort simple pour retirer immanquablement, et sans opération sanglante, les corps *creux* engagés dans le canal, n'importe à quelle profondeur, et n'importe qui, peut l'employer aussi sûrement et aussi facilement que nous-même ; il presse de dedans en dehors et peut lever un poids de 5 à 6 kilogrammes : partant, plus de boutonnières ! Je n'en ai usé que dans les amphithéâtres de Saint-Pierre de Terre-Neuve, de Bordeaux et de Paris, j'en fis confectionner deux par MM. B*** et Charière père, tous deux hommes intelligents et habiles.

Le malade, se croyant convalescent, et ayant apprit que son navire allait partir pour France, me demanda son *exeat*, et fut faire, en ville, quelques petites emplettes pour la traversée, qu'aucun accident n'entrava. Étant rendu au Hâvre, survint un petit abcès périnéal ; un médecin opérant fut appelé, il ouvrit l'abcès et, avec le pus, sortit le fragment de sonde dont nous avons parlé. La cicatrice fut prompte, et le malade navigue comme par le passé. (Rapport d'un ami.)

J'avais fait mention de cette observation dans un rapport trimestriel adressé à M. notre Inspectenr général de la marine et des colonies. Je lui avais annoncé ce qui est advenu. Ce matelot a *heureusement* évité une opération chirurgicale assez grave, ce qu'il doit à une série de circonstances accidentelles, plus qu'à moi-même.

Luxations scapulo-minérales.

Un matelot pêcheur, peu de jours avant son départ du Hâvre pour Saint-Pierre et Miquelon, s'était luxé l'épaule gauche. Il manda un médecin de Paris qui essaya, sans succès, de remettre les os dans leur position normale; ce jeune confrère conseilla au patient de partir avec son navire, lui disant que la lésion disparaîtrait d'elle-même en quelques jours (m'a dit le malade). Cet habile et jeune médecin, me dit-il, pour tout le voyage, ne m'a pris que 100 fr. Cinq ou six jours après le départ, survint du mauvais temps ; le capitaine commande de prendre un ris dans les huniers ; le matelot monte et se luxe l'autre bras ; on le descend de la hune : tel est le récit des accidents qui m'amènent vers vous, me dit-il. Je le fis entrer en salle ; un petit banc au bord de son lit, me servit ; mon pied sur ce banc, mon genou sous l'aisselle, je presse convenablement son bras malade en rapprochant le coude du tronc, et tout rentre dans l'ordre. Le patient était enchanté. A l'autre

bras, maintenant, dis-je. « Je le voudrais bien, monsieur;
« mais mon capitaine ne serait peut-être pas content de
« moi : car il faut que je pêche » Ce qu'entendant, je lui tournai les talons et continuai ma visite.

Cette petite opération n'a d'autre intérêt que de montrer jusqu'à quel point peut aller la confiance d'un matelot de commerce dans son capitaine. La tournure burlesque que donnait au matelot cette luxation simultanée, poussait à l'hilarité. La réputation de science et d'habileté des médecins de la capitale de la France est *excessive !*

Luxation coxo-fémorale.

Une jeune fille de treize ou quatorze ans s'amusant, avec ses compagnes, à glisser sur une mare d'eau gelée à Saint-Pierre et Miquelon, perdit l'équilibre, tomba sur le grand trochanter et se luxa le fémur droit. La jeune fille, Mlle..., pleurait, boîtait et se plaignait naturellement à sa mère qui, dans le principe, n'y portait, en apparence du moins, nulle attention, et disait à sa fille : « C'est la douleur de ta chute qui te fait mal. » Deux mois se passent en stupides pourparlers, ni la blessée, ni sa mère, ne voulaient faire voir le membre. Ce que voyant, le brave curé, feu le père L. H***, les décida l'une et l'autre, et je fus appelé : j'employai, mais inutilement, tous les moyens connus de réduction. Mes jeunes confrères des navires de guerre, sur rade, se croyant ou plus instruits ou plus habiles que moi, firent d'impuissants efforts pour atteindre le but; leur extension permanente fut longue et ne fit qu'augmenter les souffrances de Mlle...! La petite blessée endura tout, se soumit à tout avec un admirable stoïcisme.

La patiente et sa mère, lassées d'attendre en vain un

succès, s'imaginèrent qu'à Saint-Jean de Terre-Neuve, elles trouveraient un médecin opérant, qui remettrait *illico* le membre luxé. Elles s'installent, partent, arrivent et consultent... point de remède à ce mal, personne ne réussira, pas plus nous que le médecin de Saint-Pierre et Miquelon.

Au bout de vingt-cinq ou trente jours d'absence, elles revinrent comme elles étaient parties ; seulement, elles avaient une certitude des plus accablantes et quelques centaines de francs de moins dans leur *escarcelle*. La pauvre Mˡˡᵉ... est probablement victime de l'incurie de ses parents. Si j'avais été appelé immédiatement après l'accident, j'ai lieu de croire que cette jeune fille serait dans son état normal.

Rebouteur-bailleur américain.

Le sujet est un jeune, fort et résolu matelot du commerce américain. Un mois à la mer était révolu depuis l'accident.

Bien que j'aie usé de tous les moyens de réduction possibles, je ne pus réussir dans mon opération quatre ou cinq fois réitérée à un et deux jours d'intervalle. Je crois cependant devoir citer le procédé d'un rebouteur américain, procédé qui, dans les mêmes cas, m'avait réussi : ce rebouteur se trompait, en le disant infaillible. Dans tous les cas, le voici : le blessé est dans son lit, décubitus dorsal, tête et thorax un peu élevés, jambes fléchies sur les cuisses, écartées et un peu inclinées sur le bassin, les bras étendus de la façon la plus convenable au patient.

L'opérateur porte sur son épaule l'articulation fémuro-tibiale de l'extrémité luxée, l'autre extrémité, étendue, appuie sur un *billot-semelle*, fixé aux pieds du lit, de façon que les tractions opérées ne puissent faire descendre le tronc du blessé. Les deux mains de l'opérateur pressent et favorisent, par leurs manœuvres combinées avec celles de l'épaule-*suppot*, la rentrée de la tête du fémur dans sa cavité cotyloïde. L'auteur de ce procédé a oublié de nous dire le moyen de reconnaître quand cette cavité est pleine ou vide Ce moyen m'a paru bon et ingénieux ; voilà pourquoi je me plais à le citer.

On remarquera bién que je ne parle ici que de l'art chirurgical et non de sa partie *justement* appelée scientifique, ces deux parties, comme déjà nous l'avons redit, constituent l'*unité médicale*. Il en est de même, bien entendu, de toutes les lésions chirurgicales dont nous ne pouvons parler et pour y remédier, le médecin opérateur n'a qu'à remettre les choses en l'état et à les y maintenir, *puis prier Dieu qu'il gèle*, ou dire que Dieu le guérisse ! comme le faisait A. Paré. Le médecin n'est que l'aide de la nature, il doit l'aider quand il peut et ne *presque* jamais la contrarier dans ses vues bienfaisantes.

Amputations sans ligatures.

Je fis à Saint-Pierre, hôpital, deux amputations de jambes, et cela presqu'immédiatement après les accidents advenus, point de ligatures, point d'hémorrhagies consécutives, pansements très-rares pratiqués à l'odoration ; deux ou trois dans un mois, et puis cicatrice solide et parfaite. Jambes de bois ou moyens prothétiques faits par un maître calfat, sous ma direction. Les blessés étaient matelots hivernants, intrépides, et âgés de dix-neuf à vingt ans.

Il ne faut pas que j'oublie de dire que, ne pouvant trouver les lumières artérielles durant l'opération, je cessai mes recherches ; je malaxai, pendant cinq ou six minutes au moins, le moignon dont je réunis les bords aussi immédiatement que possible ; malgré tout, craignant une hémorrhagie consécutive, je dormis peu, et j'avais composé un bandage compressif agissant de toutes parts sur le tour des deux os sciés (je nommai ce bandage *piedzeltiqué*) il pouvait m'être d'un grand secours, l'accident que je redoutais échéant : sœur V***, un chirurgien de 3e classe, un pharmacien et un infirmier constituaient mes aides. Je n'eus que des éloges à prodiguer à l'endroit de leur intelligence et à leur adresse Je compris bien qu'un médecin opérant (Allemand, je pense) ait pu faire, une quarantaine d'amputations, sans ligatures *aucunes*.

J'ai fait beaucoup d'amputations de pouces, toutes ayant pour causes des canons de fusil éclatés, le froid excessif, la neige, la glace bouchant les canons, des charges démesurées. Les Anglais de la côte chassaient en hiver autant que nos compatriotes et se blessaient souvent, étant aussi intrépides, imprudents et mal armés les uns que les autres Ces sortes d'accidents adviennent presque toujours au commencement de la belle saison. Les Anglais, blessés ainsi, étant généralement mal soignés chez eux, venaient dans les beaux jours, chercher des secours chez nous : j'amputais généralement ; mon chien, *à mon insu*, mangeait les pouces amputés, et pendant deux ou trois ans, il fit le même *manége*, j'y mis bon ordre.

Amputation de pouces.

Ce mal est très-commun parmi les pêcheurs, sur les bancs de pêche surtout ! L'incision large et profonde, justement conseillée par les praticiens, m'a toujours réussi, et malgré que toutes les personnes, malades ou non, disent posséder des moyens très-certains, abortifs

Panaris.

et curatifs. J'ai eu beau faire et beau leur dire que leurs moyens étaient des plus absurdes et des plus dangereux, je n'ai été que très-imparfaitement compris. Sur les bancs de pêche, la nature seule ayant imparfaitement guéri plusieurs matelots, ceux-ci, après des souffrances inouïes et longues, ne revenaient à Saint-Pierre qu'après épuisement de leur boitte ou après leur *plein*. Ils venaient me montrer des bouts de phalanges onguéales noirs, jaunâtres, très-incommodes durant les travaux. Voici comment je débarrassais *illico* ces matelots de leur lourde et douloureuse incommodité : je disséquais les chairs tout autour de la phalangette, sans toucher la petite articulation ; puis, avec une bonne pince incisive, j'enlevais le bout de l'os et je réunissais les chairs disséquées, au moyen de deux ou trois bandelettes de diachylon dont l'un circulaire ; le pansement était fort simple. L'opération était si minime, que plusieurs *panarisés* et opérés se dispensaient d'entrer aux hôpitaux pour y être soignés ; jamais le moindre accident n'est venu m'embarrasser.

Dans les temps, j'écrivis un mémoire passable à la Société médicale de Bordeaux, sur le panaris.

Croûtes de vaccin. Revaccination.

En 1848, j'arrivai à Saint-Pierre et Miquelon pour y être chargé de tout le service de santé ; il y avait bien des verres de *prétendu* vaccin on ne peut mieux conditionnés pour bien conserver le contenu, mais ce n'était que du pus desséché et inert, j'opérai donc sans succès. Je m'adressai à un confrère anglais de la *côte* qui, courrier par courrier (bâteau d'occasion), m'expédia une lettre charmante contenant environ 5 à 6 croûtes de vaccin sans m'indiquer nullement la façon d'en user. Je les pressai entre deux verres avec une goutte d'eau distillée et usai de l'extrait de ces croûtes vaccinales pour vacciner, comme si c'eut été du virus. Il produisit de nombreuses, belles et bonnes éruptions varioliques. Conservé, je crois qu'il se transmet encore depuis 25 ans. Avec lui j'ai revacciné avec succès des jeunes demoiselles et certains de mes amis.

J'indique ce moyen de conservation et de transport du virus vaccin, comme bon, facile et peu onéreux.

Un jeune homme de la ville ou bourg de Saint-Pierre, F***, âgé de 14 à 15 ans, se fractura une jambe jouant avec ses camarades et cherchant à imiter les *montagnes* dites Russes. Je fus appelé sitôt après l'accident : les os furent replacés bouts-à-bouts et mis dans la position la plus convenable pour faciliter une des plus importantes fonctions de la nature, car c'est elle qui guérit la fracture.

En 25 jours, tout étant pour le mieux, le jeune blessé, ne souffrant point et portant un bandage amidonné de sentin ou dextriné, marchait avec précaution, il descendait et montait les escaliers assez peu commodes, de la maison paternelle.

Si je n'avais pas été appelé aussitôt par mon vieil ami, le maître forgeron, nous n'aurions pas eu de chances pour être aussi heureux.

Gloutonnerie et vertèbre de moïaque.

Comme presque tous nos enfants, les petits Saint-Pierre et Miquelonnais sont aussi gloutons que les morues que pêchent annuellement leurs parents pour les nourrir et dont les produits de vente servent à les entretenir tous. Que l'on me permette de citer, entr'autres, un *spécimen* de la voracité de ce *codfish*.

Quand on pêchait à la ligne de main ces morues, un pêcheur regardant l'heure, laissa maladroitement choir sa montre d'argent munie de son pendant en cuir; une morue saisit le tout, l'avala et fut se faire pêcher, peu d'instants après, par un pêcheur placé de l'autre côté du navire. La montre et son pendant furent retrouvés après la pêche, dans l'estomac de l'avide poisson, alors qu'on le tranchait pour le mettre au sel; cette montre fut rendue à son propriétaire qui la croyait bien perdue pour toujours. Je reprends mon observation.

Un petit Saint-Pierrais mangeant avec avidité un ragoût de *moïaques*, fort médiocrement bon au goût, avala sans trop grimacer une vertèbre cervicale d'un palmipède un peu analogue au petit canard d'Amérique (anas moschatus, *je crois*). Ni l'enfant, ni les parents ne s'aperçurent de rien ; quelques jours ensuite, l'enfant se plaignit du ventre; je soupçonnai bien l'introduction d'un corps étranger, mais les renseignements *vrais* me manquaient absolument, de façon que je ne connaissais pas encore la nature du corps étranger. Cependant il cheminait toujours en bonne direction, trop lentement il est vrai ; arrêté dans le haut de l'intestin *rectum*, les douleurs produites devinrent intolérables ; je pus saisir le corps avec une pince allongée que j'avais essuyée et huilée, trouvée parmi la vieille ferraille du maître forgeron F***, et au moyen de cet outil, je pus faire la sanglante extraction de ce corps étranger.

Le mal cessa comme par enchantement, j'étais heureux, quoique couvert de sueur et très fatigué. Je me disais *in petto* : que jamais accouchement ne m'avait causé aussi excessif labeur. Du nombre de ceux qui ne désespèrent *quasi* jamais des puissants efforts d'une jeune et bienfaisante nature, bien secondée, j'admirais encore sa profonde sagacité.

J'examinai attentivement ce corps étranger inégal et rugueux dont je pus, par de successifs lavages, enlever les mucosités où il semblait avoir infusé. Ce corps muqueux, onctueux, nous fut, je pense, d'un grand secours pour mener l'opération à bonne fin ; après avoir débarassé le corps extrait heureusement, je reconnus facilement une vertèbre cervicale de moïaque et alors seulement, l'histoire de l'accident m'en fut entièrement racontée ; cette vertèbre était réduite aux deux tiers environ de son volume normal. Je me demande encore, après 30 ans, comment elle avait pu franchir le pylore ?

Avant de terminer, quelques lignes encore et principalement à l'adresse de MM. les Officiers de marine.

Très souvent il m'est advenu de pouvoir constater qu'en fait de sciences variées, votre valeur m'a paru fort supérieure à celles de beaucoup d'autres; n'a-t-on pas osé dire, contre toute vraisemblance et vérité, que vous étiez ignorants et paresseux ; cette *dite* erreur est sans doute, pour moi, le fruit pourri de personnes inscientes des hommes et des choses de la marine, cette erreur témoigne en plus, jalousie et malveillance. Quelles que soient les causes de leur dire très mal fondé, je me plais pour ma petite part à proclamer la vérité, à démasquer et à exterminer ce paumé mensonge, d'où qu'il vienne ! Ayant eu l'honneur et le plaisir de passer au milieu de vous à la mer dans les combats et partout, la plus grande partie de ma longue existence, j'ai acquis, je pense le droit de dire hautement que *de visu et au litu*, la très grande majorité parmi vous s'occupait énergiquement, sérieusement et opiniâtrement d'études marines philosophiques, etc., suivant ses goûts, elle cultivait avec fruit des sciences utiles et diverses. Peut-il en être autrement d'ailleurs, au sein de la monotonie d'une grande et longue navigation, à la voile souvent et un peu à la vapeur. L'officier de marine n'est point assez son propre ennemi pour passer des journées dans l'ennui alors que son éducation acquise, son instruction et son intelligence lui permettent de se distraire en lisant, écrivant et s'instruisant. Non, sans adultérer la vérité on ne saurait proférer un *anachronisme* pareil à celui que je m'arrête à combattre quoi qu'il n'ait produit en moi qu'un sentiment de pitié.

MM. les Aspirants.

MM. les aspirants songent plus à une partie de plaisir préméditée qu'à acquérir de la science, mais ils ont l'avantage d'être jeunes, et à une bonne école d'application; ils acquèrent sans trop s'en apercevoir d'ailleurs; ils ne sont nullement installés à bord pour entreprendre un travail intellectuel un peu sérieux ; aussi ne parlons-nous de ces jeunes officiers que promus au grade d'enseigne de vaisseau, qui leur donne droit à une cabine qui fut toujours l'objet de leur envie et pour y pouvoir travailler dans le silence et le recueillement.

Des personnes semblables à celles dont nous venons de causer avec mépris, ont prétendu que vous ne viviez pas assez près de nos braves et dévoués matelots; c'est encore là une ridicule *utopie*, pour la commettre, il faut ignorer la plus simple des connaissances élémentaires de la navigation à bord de nos navires de guerre.... Au *minimum*, pour retraite, vous comptez vingt-cinq ans de services effectifs passés dans une caserne flottante et occupés comme toujours, avec les équipages dont vous n'êtes séparés que par quelques planches ajustées formant ce qu'on *décore* du mot *chambre* (cabine). Sur ces vingt-cinq ans, on peut en compter cinq ou six à terre, dans nos ports militaires, mais où? dans les casernes de nos équipages, dirigeant leurs exercices de tout genre, observant et faisant observer rigoureusement la discipline. N'êtes-vous pas avec vos matelots dans les arsenaux, les ports, les rades? Ne dirigez-vous pas toutes les corvées marines de vos navires? Si ce n'est pas là du *métier*, je n'y comprends plus rien. Comment donc seriez-vous plus souvent avec les matelots! En vérité, Messieurs, vous n'êtes crottés que par la boue !

Dans toutes les occurrences, n'importe où et par quel temps, vous pouvez assurément compter sur vos intrépides matelots et eux aussi comptent sur vous ; ensemble, vous accomplirez des prodiges de valeur. Souffrons ce que nous ne pouvons empêcher, et continuons à proclamer la vérité.

Notez bien qu'en causant médecine avec vous, je puis être compris, car superficiellement au moins, vous avez notion de toutes les sciences; je charme mes loisirs, tout en faisant presque entière abstraction du peu que ma pauvre mémoire a pu retenir des nombreux cours que j'ai entendus, des nombreux et excellents traités de médecine que j'ai lus.

Retraite, commerce. Médecine civile.

Suivant moi, le mot *retraite* ne devrait comprendre que notre très-équitable repos physique, car il arrive dans le service que nos forces musculaires trahissent nos intellectuelles. Un capitaine de vaisseau, un officier général pourraient-ils faire des quarts *à suivre?* cependant ces Messieurs commandent admirablement. Il en est parmi nous qui, fort valides, sains et vigoureux, jeunes, entrés au service, demandent leur retraite, désirant atteindre un but. Ils rentrent dans la vie civile où ils montrent une indicible activité qu'ils n'ont rencontrée que rarement et par instants, dans le service de l'Etat. Comparons ces peines à l'exercice de la médecine militaire, à la médecine civile et nous verrons que nous sommes aussi peu propres au métier de *coureurs de pavé* que les marins de l'Etat le sont à la marine du commerce.

En rentrant dans la vie civile, nos vieilles facultés intellectuelles, alors bien entendu, que les instruments de ces facultés sont sains, marchent toujours; nous ne tenons pas ce langage parce que nous sommes âgés. Car il y a bien des années que je suis aussi partisan de l'*insénescence du sens intime,* que je suis incrédule au point de vue *insénescibilité*. Notez bien, Messieurs, qu'en causant médecine avec vous, je charme mes loisirs et cause tout en faisant abstraction presque entière du peu que ma pauvre mémoire a pu retenir des nombreux et excellents traités que j'ai lus, des nombreux et très-bons cours de médecine que j'ai entendus aussi bien dans nos écoles de la marine qu'à celles de Paris, Bordeaux, Marseille. J'ai cru pouvoir dire ici qu'ayant assisté à divers cours de médecine et d'histoire naturelle, j'ai eu l'*audace,* après comparaison entre les professeurs de nos premières écoles et les nôtres, d'émettre mon jugement, que voici :

Nos jeunes professeurs, (au point de vue professoral seulement), ne seraient déplacés ni à Paris, ni à Montpellier : je les crois très-supérieurs aux honorables professeurs de nos écoles secondaires.

Permettez-moi de vous dire que le mot *retraite,* ne devrait comprendre, selon moi, que le très-équitable repos physique, car dans le service, il arrive que nos forces musculaires trahissent notre dynamisme intellectuel; cependant il y en a parmi nous qui, valides, demandent leur retraite et ne rentrent dans la vie civile que pour y développer une activité qu'ils n'ont presque jamais rencontrée dans le cours de leurs services effectifs. Comparons, en effet, la médecine militaire à la médecine civile? Nous serons en même temps convaincus que le médecin militaire retraité et exerçant sa belle profession y porte sa plus grande énergie physique et intellectuelle car jamais il ne fut plus capable. L'armée est lésée. Comment faire alors?

Insénescence du sens intime mais pas insénescibilité.

En rentrant dans la vie civile, nos facultés intellectuelles, émanant d'un *instrument* sain, car il n'est pas plus *défendu* aux vieux qu'aux jeunes d'avoir une affection morbide cérébrale, de devenir aliénés, etc.; on n'est pas imbécile parce qu'on est vieux. En rentrant dans la vie civile, disons-nous, l'intelligence marche plus que jamais, je ne parle pas ainsi parce que je suis âgé, car il y a bien des années que je suis aussi partisan de l'insénescence du sens intime que je suis incrédule au point de vue de l'insénescibilité, deux mots qu'il ne faut pas confondre. Nos enfants en général, doivent être plus instruits que nous ; en effet, grimpant sur nos épaules leur vision embrasse un plus vaste atmosphère, un horizon plus étendu que le nôtre. Ils peuvent donc apercevoir ce qui nous est caché. L'expérience bien raisonnée ne saurait s'apprendre dans les livres, nos enfants le comprennent; les anciens, tout égal d'ailleurs, commandent et les jeunes obéissent. Depuis la plus haute antiquité le gouvernement républicain a pour modèle un navire de guerre complètement armé

Partout, en parcourant ce factum informe, vous avez dû voir l'unité vitale, le vitalisme d'Hippocrate, l'unité morbide, les non localisations des maladies internes ou externes, la liaison intime des unes aux autres : le chirurgien n'est qu'un médecin opérant. Vous avez dû voir que la nature guérit ses maladies, et que le médecin, son premier ministre, soigne bien ses malades, mais qu'il a le tort de s'attribuer un honneur qui revient presque entièrement à la nature.

HUITIÈME SECTION.

Les localisations curatives des sources d'une même localité minérale, c'est-à-dire, de telle ou telle source opérant telle ou telle cure ; ces localisations me semblent un mythe. Je ne suis ni *hydrophile* ni *hydrophobe*, et j'avoue que je ne plains guère ou point les déshérités de la fortune ou n'ayant point les moyens pécuniaires, pour se faire transporter aux sources minérales les plus éloignées, et cela, au point de vue d'une guérison attendue ou au moins essayée. Mon peu de confiance dans leurs vertus curatives ou palliatives est patent. Les personnes fortunées peuvent bien se payer des *campagnes* aux sources, dépenser de l'argent pour essayer de se guérir, se battre les *flancs*, se creuser la cervelle, pour en faire jaillir des sensations de plaisirs éphémères : il n'en sort que désillusion. On retourne, avec l'espérance sans doute, mais trop souvent elle s'évanouit ; on fait honneur de la cure définitive, palliative ou momentanée, à l'usage des eaux minérales, prises à la source, tandis que le mieux éprouvé est dû à une série d'autres causes susceptibles d'être trouvées ailleurs.

Les coureurs d'eaux minérales s'y ennuient à mourir, malgré leurs efforts faits en sens contraire; suivant nous, le temps passé aux eaux minérales doit être rayé de la vie, déjà trop courte ; c'est un temps de réclusion volontaire, quelquefois ordonné par les médecins. C'est une mode de bon ton ; mais on peut s'en priver, heureusement !

Comme Salomon, je pense qu'il faut vivre où l'on se trouve passablement : le mieux cherché, est l'ennemi du bien attendu !... Y vivre le plus longtemps possible, en partageant le fruit de ses labeurs avec ce qu'on aime le plus.

Composition de l'animal.

Suivant moi, tout ce qui vit, et surtout l'homme, est un composé d'un principe immatériel ; la vie, et d'un autre tout matériel, c'est l'agrégat. Où gît en nous, la vie? partout ; l'un est nécessairement attaché à l'autre : quand la vie est partie, il y a *décès*.

Vie et mort.

La vie n'est nullement le résultat de notre organisation, mais bien celui de l'économie placée dans des milieux spéciaux, pour chaque espèce d'organisation. La vie, incompréhensible dans sa nature, est donc inhérente au milieu dans lequel nous nous trouvons Depuis 1789, sa moyenne de durée a augmenté de dix ans environ : l'homme meurt de 80 à 90 ans; il est des longévités qui passent 100 ans, mais c'est une exception à la règle générale, c'est la bougie qui s'éteint faute d'aliment. La durée de la vie est très-courte dans les insectes, puisque les *éphémérides* vivent à peine 24 heures. Un chien vit 20 ans ; un chat, 15 ou 16 ans; un lapin, un lièvre, peuvent durer 7 à 8 ans ; un cheval, bien soigné, peut vivre de 25 à 30 ans ; une tortue vit 200 ans ; un mouton, de 10 à 15 ; une vache, de 15 à 16 ; un chameau peut vivre 100 ans ; un rhinocéros peut vivre, dit-on, 400 ans ; un aigle, plus de cent ans ; un cigne, 300, etc. Les bornes de la vie sont donc bien différentes chez les animaux et aussi chez les végétaux.

Etat de la vie. Indication thérapeutique. Source de nos humeurs.

L'état normal de la vie est la santé : personne au monde ne sait rien de positif sur la nature et la puissance de la vie ; une chose immatérielle ne saurait justement être comparée à une matérielle ; aucune science physique et chimique ne peut avoir d'identité avec elle. M'est avis que cette vie *X*, dans sa nature, peut être malade *seule*, et même mortellement, l'agrégat étant en bon état sanitaire, mais il advient plus communément que le mal atteint l'un et l'autre *principes* en même temps. Tout mal a une cause connue ou inconnue : les maux provenant de même source sont analogues, mais jamais absolument identiques. *Natura curat morbos*, le médecin dirige, aussi bien que possible, son malade, mais jamais il ne peut être que l'aide de la nature *médicatrice*. Il ne doit intervenir qu'alors qu'elle va mal, ou pour la remettre dans de plus avantageuses conditions, afin qu'elle puisse exercer les fonctions nécessaires au rétablissement du malade. Une indication thérapeutique est toujours le résultat d'un examen médical, suite d'un calcul mental très-complexe. La nature est très-mystérieuse dans ses actions de chimie *vivante*. Un corps insoluble dans les creusets de nos laboratoires les plus complets, parvenu dans l'intestin d'un animal, spécial, peut s'y dissoudre. Toutes nos humeurs viennent du sang qu'elles purifient et, quoique puisées à la même source, les produits des glandes, des tissus, sont différents et divers. Les larmes, la salive, le cérumen, le mucus, l'urine, la bile, le sperme, etc., ne se ressemblent nullement; il en est de même entre les chimies *vivante* et *morte*.

Action d'un médicament sur nous.

Il nous est bien permis de nous demander quel peut être, sur nous, vivants, l'action d'un médicament; agit-il généralement ou sur une partie de nous-même, sans porter son action sur une autre? Son action est-elle locale ou générale? Agit-il plus sur une partie, sur un organe que sur un autre, ou agit-il également partout? Sans doute, il porte sur l'économie entière, mais pas également : car nos divers tissus sont loin d'être homogènes, et personne ne saurait dire, par exemple, les actions de chimie vivante qui se passent dans nos glandes pour produire chacune un liquide spécial, différent, quoique puisé dans le sang qui les traverse.

Il nous est bien loisible de nous demander quelle peut être, sur nous, vivants, l'action d'un corps alimentaire, d'un médicament, d'un poison, d'un virus; leurs différences, etc., etc. Agissent-ils plus sur une partie que sur une autre, ou partout également?

Sans doute, ils agissent sur l'économie entière, mais pas également, nos tissus organiques non plus, et pour des motifs analogues. Personne, je crois, ne saurait dire, scientifiquement, les actions de chimie *vivante* qui se passent dans nos glandes, pour produire chacune un liquide spécial, différent, quoique puisé dans le sang, et à la même source.

Flanelle.

Pourquoi les dames, les demoiselles, surtout, ont-elles

une répugnance, quelquefois invincible, à user de la flanelle sur la peau malgré tous ses avantages sanitaires? Pourquoi quelques-uns de nos amis sont-ils dans le même cas? c'est que la coquetterie et la mode ne sont pas seulement du domaine du beau sexe. N'est-on pas assez sot, en France, pour couvrir du même ridicule, l'usage de ce vêtement et celui, si commode, du bonnet de laine ou de coton (casque à mèche)? Dans le Nord-Amérique, nos pêcheurs ne portent pas d'autre coiffure pour les jours de travail.

La présence de la flanelle sur la peau du tronc et des extrémités, nous place, en grande partie, du moins, à l'abri des rétrocessions sudorales et des malfaisantes absorptions, quelquefois toxiques. Usons donc de ces vêtements, puisque nous le pouvons. Quoi! les dolentes et charmantes créoles, les belles Françaises, Anglaises et autres Européennes, des pays froids et glacés, seraient-elles moins douillettes que nous? Au moyen de la flanelle, ne se préservent-elles pas du mal-être occasionné par le froid, et aussi des maux et des injures excessives du froid de leur lit? Pour cela, elles font placer une couverture de laine entre drap de lit et matelas; pour dormir, elles s'enveloppent d'une vaste robe de chambre en flanelle, fendue de haut en bas, et pouvant les envelopper facilement jusqu'aux pieds inclusivement; indisposées, n'usent-elles pas du même moyen, à la fois prophilactique et curatif? En agissant ainsi, ces dames se *paient* de bons soins hygiéniques; pourquoi ne les imiterions-nous pas dans des cas semblables? Sont-elles en sueur? la chemise de flanelle l'absorbant au fur et à mesure, rend ces malfaisantes rétrocessions impossibles. Appliqué sur la peau, ce vêtement affaiblit beaucoup le froid désagréable qu'elles éprouvent, par le contact de leur chemise mouillée ou non. L'irritation produite, prétendue insoutenable, gît bien plus dans l'imagination que dans la réalité; dans tous les cas, l'habitude de quelques jours en fait bonne justice.

Bassinage d'un lit.

Il y a deux moyens de chauffer un lit : on met de la braise allumée dans une bassine (à lit), ou bien l'on use d'eau bouillante; le premier, à chaleur sèche, est généralement et justement, je pense, préférable au deuxième.

Chemise de flanelle et gilet de flanelle. Mode d'action.

La chemise de flanelle me semble préférable au gilet, tout égal, d'ailleurs. Suivant nous, il y a entre le gilet et la chemise, la même différence qu'il y avait entre l'exiguë veste du soldat et l'ample paletot de drap qui la remplace.

La flanelle sur la peau conserve la chaleur animale en la reléguant entre chemise et surface cutanée, nous y sommes, à peu près, comme dans un bain d'air tiède, se refroidissant très-lentement; ce vêtement empêche la grande et incommode chaleur venant du dehors de pénétrer jusqu'à la peau et de nous frapper ainsi fort désagréablement, à part les inconvénients morbides, fruits douloureux des rétrocessions et absorptions sudorales qui agissent trop souvent comme un poison, ou un intoxiquant sur notre économie animale, généralement ou localement. Le froid que l'on veut éviter est d'autant plus sensible et plus dangereux qu'il vient d'un tissu de fil, de coton ensuite; les chemises de soie de certains Orientaux valent mieux, comme absorbants, que celles de fil ou de coton, mais cette valeur, dans le même but que notre flanelle blanche, nous croyons que celle-ci doit lui être préférée.

La sueur est une partie de la *crasse* du sang;

rétrocédée et mêlée à ce fluide, elle empoisonne tout notre agrégat; éliminée, elle purifie le sang comme toutes les autres humeurs. Absorbée au fur et à mesure de sa production, par ce vêtement, elle ne peut être rétrocédée, ni par conséquent nuire à notre santé.

Quelle différence peut-il exister entre : 1° les aliments; 2° les médicaments; 3° les poisons, virus, miasmes délétères.

Quelle que soit la nature des premiers, absorbés, ils font du chyle, celui-ci du sang; il en entretient la quantité, répare ses pertes, et lui donne des qualités bonnes, mauvaises, indifférentes. Choisissons nos aliments parmi les *bons*, si nous voulons conserver notre santé. Mieux vaut, pour le malade et le médecin, prévenir les maux que de les combattre. Les troisièmes, ingérés et absorbés, agissent sur nous d'une façon très-différente. Il ne suffit pas, pour le vrai médecin, de détruire ou de neutraliser le poison, virus, miasme, puisqu'il est très-possible que cette matière ne soit plus en nous, matériellement dissoute, qu'elle est dans nos humeurs, qu'elle a souillées, avec tout notre organisme devenu malade. Il faut donc en provoquer l'élimination, qui a pour voies les organes génito-urinaires, sudorales, pulmonaires, salivaires, etc., etc. Quels moyens employer pour cela obtenir? Comment ne pas tâtonner, alors? L'expérience prouve qu'il faut, pour être entièrement éliminés, douze à quinze jours pour l'acide arsénieux, l'arsenic pur ou non combiné n'étant point vénéneux. Pour être éliminé, le mercure demande une trentaine de jours; l'antimoine-émétique veut plus de dix jours; l'argent peut séjourner en nous trois ou quatre mois, et même ne pas être retrouvé au bout de huit : il en est de même, disent les expérimentateurs, des acétates de cuivre et de plomb. Il est des poisons exhalés et absorbés dans certains pays, qui durent bien plus longtemps en nous, pour nous faire souffrir et mourir. Tels sont : les miasmes de Saïgon, du Sénégal, de Cayenne, du littoral de Madagascar, etc. L'Européen ne devrait rester que peu d'années (deux ou trois) dans ces lieux empoisonnés ; s'il veut guérir, ce dont on ne peut douter, il lui faut refaire sa constitution au sein d'une atmosphère pure et fraîche. Il est des venins qui, absorbés, tuent presque subitement, surtout dans les Indes orientales, en Amérique et îles adjacentes.

Médicament et aliment.

Au fond, les médicaments et les aliments ne diffèrent que par leur quantité et leur mode d'administration. Nous appelons médicament, toute matière qui, n'ayant point la faculté de nourrir et de réparer, a celle de modifier, plus ou moins complètement, ou d'une façon spéciale, l'économie.

Un médicament et un poison peuvent être absorbés, mais pas toujours éliminés. Nous avons dit et écrit que jamais médicament ne fit de bon chyle.

Evacuation.

La purgation, ou moyen évacuatif, détermine une irritation plus ou moins vive et passagère des voies alimentaires, et une exhalation des mucosités intestinales, une plus grande sécrétion bilaire et pancréatique, suivie, ordinairement, d'évacuations : l'intensité des purgations varie beaucoup, suivant les diverses circonstances. Par exemple :

Laxatifs ou minoratifs, tels que : miel, manne, pruneaux, tamarins, huiles grasses, huîtres, moules, oursins, etc., pour peu qu'ils contiennent leur eau de digestion animale ; comme laxatifs, les coquillages de mer sont préférables à ceux de terre ou d'eau douce : voilà autant de purgatifs au premier degré.

Les cathartiques, comme huile de ricin, sulfate de potasse, de soude, de magnésie, sel de cuisine, tartre soluble, rhubarbe, séné, etc., etc., sont des purgatifs au deuxième degré : ces purgatifs ne produisent pas en nous des effets identiques, ce qui est physiquement impossible. Les purgatifs huileux ne conviennent pas autant que les salins, dans *tel* ou *tel* cas ; à cela près, je pense qu'on peut indifféremment prescrire l'un ou l'autre.

Assimilation, désassimilation.

Causons un peu, en passant, des deux actes élémentaires nommés *assimilation* et *désassimilation ;* comme je n'entends rien aux opérations toutes mystérieuses de la chimie *vivante,* je dirai seulement que certains corps demeurent, dans l'organisme, ce qu'ils étaient au dehors, et que quelques-uns ne demeurent pas liquides; les phosphates et les carbonates de chaux vont se fixer à nos os pour les former ou les réparer ; c'est vrai, mais comment? La fixation de ces éléments a lieu à un plus ou moins haut degré dans certains animaux et certaines régions. L'assimilation des principes immédiats d'origine minérale est aussi un phénomène de chimie vivante et conséquemment *X*. On est convaincu que ce mode d'assimilation est commun aux animaux et aux végétaux. Cette notion est bien quelque chose, sans doute, puisqu'elle nous rapproche de notre but ; en attendant, désirons et espérons une brise favorable qui nous mène au port.

La désassimilation est encore un phénomène de chimie analogue à l'assimilation; c'est une décombinaison comme l'est une combinaison ; elle donne lieu quelquefois à des principes cristallisables. Le *naturisme* peut choisir, dans le sang qui nous alimente, toutes les sortes de matériaux nécessaires pour former, là ou ici, des concrétions, calcaires, par exemple. Il y a en nous, nous ne savons trop comment, formation de gaz hydrogène sulfuré ou sulphydrique. Ne connaissant que les faits, nous ne saurions les exposer scientifiquement : l'urine, le sperme, les larmes, la salive et toutes nos humeurs, ne sont-ils pas puisés à la même source?

Hors d'une bonne hygiène (air ambiant, aliments solides et liquides, absorption et inhalations), la médecine est privée de son plus beau fleuron. Une diète bien entendue est ordinairement bonne pour soigner un malade, mais l'abstinence alimentaire absolue, complète, qu'il ne faut pas confondre avec la diète, est trop souvent contraire au rétablissement du malade. Je trouve que nous n'accordons pas assez aux vœux de la nature traduits par le malade, qui les veut et les exprime : les tisanes constituant sa boisson sont si peu actives par les médicaments solubles qu'elles contiennent, que je les considère très-souvent comme de simples auxiliaires en thérapeutique et *quasi* indifférents. Nous n'en dirons pas autant de l'usage des médicaments toxiques, la constitution malade étant, par cela même, déjà empoisonnée, je ne vois pas de raison pour augmenter la dose du poison déjà existant : cependant, je n'en proscris pas l'usage, qui peut être utile dans certains cas morbides, où la nature *seule* ne peut suffire à changer le mode morbide ; soyons donc très sobres de leur usage.

La saignée générale (phlébotomie) est, dit-on, spoliative ou dérivative ; je ne conçois, au fond, ni l'une ni l'autre de ces divisions, mais il n'en est pas de même de la saignée déplétive modérée et pratiquée dans le trop plein circulatoire (congestions organiques, engouement, raptus sanguins, etc.). J'ai bien souvent exécuté cette petite opération durant n'importe quelle période, phase ou révolutions morbides (typhus, intoxications lentes et miasmatiques, fièvres intermittentes, ou mieux, je crois, intoxications intermittentes). Les quantités de sang tirées ont varié entre 100 et 600 grammes environ. J'ai vu qu'on n'avait à se louer que très-médiocrement de cette pratique. En effet, la quantité que laisse une ou plusieurs saignées (au point de vue *naturisme*), n'est-elle pas identique à celle du fluide extrait, moins la *vie?* Sauf certaines indications spéciales qu'un médecin peut juger, elle est mauvaise

L'utilité de la saignée capillaire est souvent incontestable, mais cette utilité est autant le résultat de la révulsion déterminée, que celui de la petite quantité de sang extraite, d'où nous pensons que le mieux-être du patient est dû alors aux deux effets simultanés.

En voici un exemple, parmi une foule d'autres, que je pourrais citer :

En juillet ou août, à Saint-Pierre et Miquelon, un maître *sécheur* travaillait sur la grève en compagnie de l'un de ses fils, de quatorze ou quinze ans; le père fut pris *illico* d'un étourdissement, et tomba comme un cadavre, la tête la première. A cette vue, l'enfant, légitimement effrayé, saisit son couteau de matelot et fit deux entailles sanglantes à une oreille paternelle; puis, le blessé porté à son domicile, je fus appelé, et n'eus plus qu'à pratiquer la réunion immédiate au moyen de deux points de suture, etc. Quelques instants après, le patient, âgé d'une cinquantaine d'années, et ayant une forte et belle constitution, plaisantait et ne se rappelait en rien de l'accident qu'il avait éprouvé.

Quelques grammes de sang extraits en plus auraient peut-être produit l'effet opposé à celui que le *hasard* fit obtenir : car l'enfant a, on ne saurait mieux, aidé la nature paternelle.

Il n'en faut pas douter, l'air atmosphérique des champs est plus pur, plus frais et plus copieux que celui des villes en général. S'il convient aux cenvalescents, il convient, *a fortiori*, aux malades ; je pense que si une épidémie était *ab ovo*, soignée aux champs et hors la zone infectée, je pense, dis-je, qu'alors, on sauverait dix-neuf malades sur vingt : voilà pourquoi je désire que des maisons nosocomiales remplacent nos hôpitaux des villes et soient un moyen d'assainissement.

Si je n'arrêtais ici, mes avis en médecine, je n'en finirais plus.

7027 Toulon, Typ. et Lith. F. ROBERT, boulevard de Strasbourg, 56.

BIBLIOTHEQUE NATIONALE DE FRANCE
3 7531 03987715 5

www.ingramcontent.com/pod-product-compliance
Ingram Content Group UK Ltd.
Pitfield, Milton Keynes, MK11 3LW, UK
UKHW020159200726
13856UKWH00003B/1082